女醫生
眼中的
醫學美容

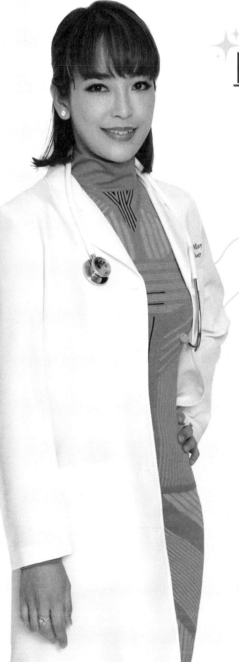

作者序言

　　首本出版書籍「女醫生眼中的皮膚護理」至今已6年。上一本書有幸得到各界的厚愛及支持，亦相當榮幸可以被收錄於香港公共圖書館系統內。經過數年的籌備及努力，今年年頭終於落實出版「女醫生」系列第二本：「女醫生眼中的醫學美容」。醫學美容涉及皮膚學、皮膚護理、注射治療、光學及高能量儀器操作、小手術等。醫美，醫治的不是疾病；而是提升及改善人們的生活質素，包括皺紋、色斑、止汗、纖形、輪廓改善等項目。醫學美容亦不是魔法，而是有根有據，有科學研究、具臨床實證及數據支持的醫學治療。絕大部份的求美者並沒有皮膚或身體上的疾病，而是擁有對健美身形、抗衰老、年青外貌的追求。

　　在香港大學醫學院畢業後，選擇了留在醫管局接受四年家庭醫科的培訓。直至2008年辭掉工作，重新以學生的身份去英國修讀皮膚學碩士課程。英國的課程對理論及臨床經驗一樣看重。由於醫學院與當地多間醫院有緊密聯繫，課程為學生安排了豐富的臨床機會。隨着臨床經驗與皮膚學知識的增長，以致畢業後產生對皮膚護理及醫學美容的濃厚興趣。自2010年起回港後便致力於醫學美容這範疇的工作，至今轉眼13個年頭。

　　英國畢業回港後至疫情爆發前，幾乎每數個月都需要飛去海外進修。這包括醫美臨床課程、國際級的皮膚或醫學美容會議、新產品的發佈會及產品儀器訓練課程等等。報讀了韓國的整容手術證書課程，瞭解當地的整容外科手術、微整型治療等。亦到訪過首爾江南區整容街、仁川、釜山、中部的光州等不同診所及醫院，瞭解韓國為何短時間內成為亞洲整容大國。

某天，與診所內的求美者閒談中得知，其女兒不久後便要決定大學選科的方向。這名母親非常想女兒念醫科，她說：「因為畢業後可以從事醫美工作，就像醫生你一樣。」被別人預設為其女兒的模範樣本深感榮幸，亦為從事醫學美容工作的醫生地位比以前有所提升感到安慰。

雖然經過三年多的疫情，可是醫美界的變化及進展並沒有中斷。不停地有嶄新的注射技術、儀器、治療項目及產品推出國際及香港市場。國際學術論壇、技術產品會議等於疫情期間變成線上模式，依舊容許不同國家及地區的醫生們交流心得及分享知識。隨着疫情降溫，線上會議終於可以變回實體進行。預期全球醫學美容科技及產業將會繼續蓬勃地發展。在2015至2021年，有幸成為香港醫學美容協會的主席。2021–2023年亦榮幸成為香港雷射醫學會的義務秘書，希望為提升醫美業界水平作出一份綿力。

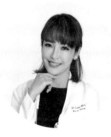

林薇醫生

目錄

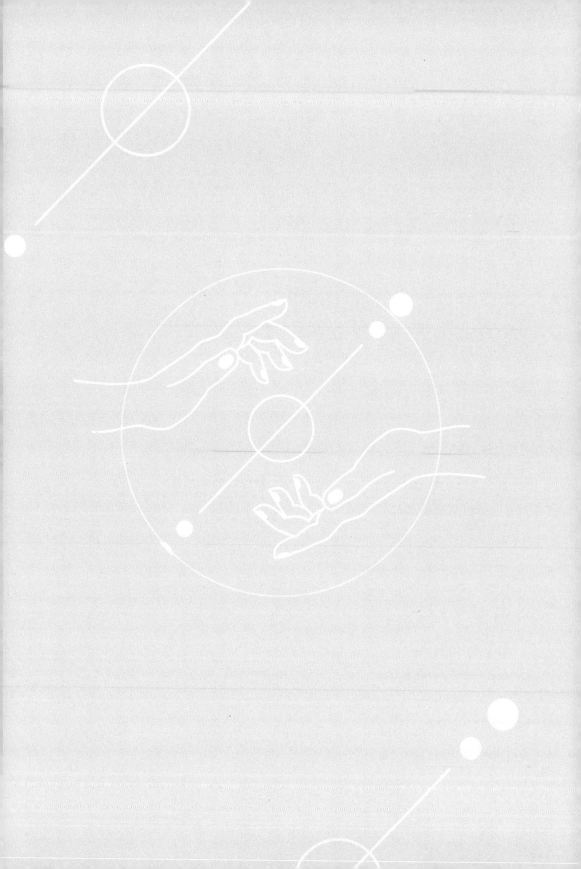

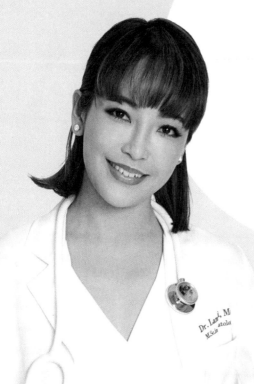

皺紋處理
肉毒桿菌素

01 此紋不同彼紋

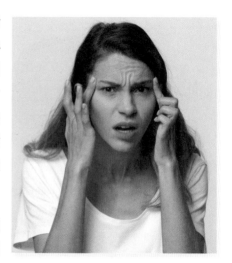

你留意到自己面部有皺紋嗎？隨着年齡的增長，面部少不免會出現不同深淺、大小不一的皺紋。有些皺摺在某些燈光下特別明顯，而有些皺紋則是有表情動作或說話時才會出現。究竟皺紋有什麼種類，有什麼改善方法呢？什麼情況應以放鬆方法治療（注射肉毒素蛋白）？什麼情況應該以填充或拉提療程方法處理？

皺紋有什麼種類?首先解說一下皺紋的種類：分為表情紋（動態紋及靜態紋）、皮膚皺褶（法令紋、木偶紋）、幼紋（乾紋）及面頰皺紋等等。

表情紋 − 動態紋 v.s. 靜態紋

亞洲人與白種人皮膚結構有所不同，所以衰老的變化也不一樣。前陣子出席了一個國際性的皮膚及醫學美容的學術會議，得到了一個有趣的資訊。台上的醫生講者即席做了一個小統計，發現不同國家對魚尾紋的容忍程度皆有不同。歐美國家能容忍面上出現多於十條魚尾紋；亞洲（印度、東南亞）接受少於五條；而日本、中國則是「零容忍」−不能接受有魚尾紋在眼旁出現。

普遍白種人在三十至四十歲後面上便出現中度至嚴重的皺紋，而亞洲人則到五十歲才出現。一般最早出現的紋為眼下皺紋，通常女士發現面部出現的第一條皺紋就在眼底，因為眼周附近皮膚是全面最薄的位置，皺紋理應最早出現。在三十五歲後，其他上半部的紋如額前紋、魚尾紋、眉心紋漸變明顯。而面下半部的皺紋如上唇紋、嘴角紋、下巴皺紋及頸紋則到五十歲左右才明顯。

女醫生眼中的醫學美容

　　陳太太是一位性格非常樂觀，又喜歡笑的人，去到哪處都很受人歡迎。已到抱孫年紀的她，兩眼眼尾有頗深的魚尾紋，而魚尾紋不論是笑還是不笑都出現。陳太太雖不特別愛美，但最近也介意這皺紋的出現，因為顯得她真的老了。

　　在我們表達情緒時，如憤怒、驚訝、喜悅、無奈、不開心等等，面部便會相應地出現表情。這是由於佈滿於面部的表情肌肉收縮而引起。例如驚訝時的抬頭紋（前額）、開心笑時有魚尾紋（眼尾）、憤怒時出現的川字紋（眉心）、嘟嘴時的嘴唇皺紋、無奈時出現的下巴皺紋、厭惡時出現的鼻樑橫紋及賓尼兔紋（鼻樑）等等。有表情時出現的皺紋，亦即是「動態紋」。而動態紋出現一段日子後，淺而淡的幼紋慢慢加深，形成日後在沒有面部表情時也可看見的「靜態紋」。

　　那為何有些人只有皺眉紋（川字紋），有些人只有抬頭紋（額紋），又有些人只有魚尾紋？如果皮膚老化的速度在同一個人面上是一樣的話，理應幾個部位的皺紋都會一起出現。但現實中並非如此。我們每個人都有不同的習慣與性格，而面部表情亦一樣。有些人喜歡笑，開心樂觀，若笑的時候連眼睛也會笑的話，他們最早出現在面上的皺紋通常是魚尾紋。習慣性、不自覺皺眉者，有些情況是睡覺時都皺著眉，或有老花近視等而引起的皺眉，他們的皺眉紋亦會相對較早出現。而抬頭紋呢？反而多數是因為眼眉／和上眼皮開始下垂，或上眼皮脂肪層浮腫，不自覺地要經常抬起眼眉，以增大眼睛所看到的視野所導致。抬頭紋在這些情況下，可說是功能性的皺紋，而不是表情所引起。

　　因為皮膚的彈性、厚度都隨外在因素如紫外光、吸煙、飲食習慣及內在因素如基因、膚色、人種、年老等等而漸漸變差、變薄。變薄而缺少彈性的皮膚，在我們表達面部表情時，便會出現皺紋，亦即是「動態紋」。而動態紋出現一段日子後，淺而淡的幼紋慢慢加深，形成日後在沒有面部表情時也可看見的「靜態紋」。

要改善因表情肌肉收縮引起的皺紋，最直接的方法為肉毒桿菌素注射。在香港，分別有五種已獲註冊的肉毒素蛋白，皆為 type A 類型。肉毒桿菌素蛋白會跟神經末梢結合，抑制神經末梢分泌乙醯膽鹼(acetylcholine)。由於阻斷了神經訊號的傳遞，使肌肉暫時性無法收縮，從而改善動態紋。效果維持四至六個月。它能暫時性（通常四至六個月效用）地放鬆某部份表情肌肉，以令某部位表情紋減淡，及減慢靜態紋的出現。

皮膚皺摺 － 法令紋、木偶紋

年約50中的李女士，把生命中大部份時間貢獻給家庭，並沒有為自己多保養。今年更經歷離婚及種種不如意事件，令李女士消瘦，看上去面容更憔悴。與同學聚會時，給同年齡的朋友比下去，怎樣看都比實際年齡大。李女士皮膚其實不錯，只因面部鬆弛下垂，引致她有深深的法令紋及木偶紋（嘴角皺紋）。

原來我們的臉龐在衰老時，除了皮膚衰老，皮下組織亦會跟隨變化。皮下脂肪流失，導致皮膚與肌肉甚至面骨的距離變小。皮下結締組織亦會開始鬆弛。脂肪容易流失的部位包括太陽穴、面頰、額頭、中面、眼部周邊等等。由於皮下脂肪流失，在缺乏皮下軟組織的支撐及結締組織鬆弛下，中面部位亦會因而下垂，淚溝、眼袋現形；顴骨外露、眼尾下垂、法令紋及嘴邊垂肉浮現。

有人會問，那麼增肥的話，可以使面部回復飽滿圓潤嗎？原來臉上的脂肪會隨着年齡而變化。某些部位會越來越萎縮的，可是另一些部位例如雙下巴、法令紋、木偶紋等卻隨年月而增長，導致鬆弛下垂的現象。由於不同部位的皮下脂肪會隨年月而有不同變化，所以已流失的脂肪是很難回復的。

怎樣改善因鬆弛下垂引起的皮膚皺褶例如法令紋及木偶紋？可考慮以下方法：

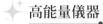 **高能量儀器**

單極射頻儀

坊間或稱為「電波拉皮」，原理是使用電荷與皮膚組織之間的交互作用，產生熱能把真皮及皮下組織加熱。即時的提升效果是因為熱能把皮膚的膠原蛋白（皮膚的主要結構蛋白）收縮了，繼而出現的提升是因熱能破壞而觸發的創傷癒合機制，從而製造新的膠原蛋白引起的。大部份人士，在接受過一次治療後2-6個月，會有逐漸的改善出現。體內如有心臟起搏器或其他電子置入性裝置、懷孕期間，都不適合接受治療。常見副作用包括發紅、輕微水腫、酸痛不適，較少機會出現水泡或表層結痂等等。

聚焦超聲波儀 HIFU

它的原理是使用聚焦超聲波(High Intensity Focused Ultrasound, HIFU)，在準確的皮下厚度以熱能製造微小的創傷點，皮膚因加熱而即時提升，繼而因癒合機制而製造新的骨膠原蛋白，逐漸改善皺紋及鬆弛。效果亦多數於一個月至數個月後出現。而因為能量能準確地聚焦於皮下較深的部位（肌肉表面的結締組織），故能減少對表面皮膚的創傷。常見的副作用如暫時泛紅、水腫、瘀青、痛楚、色素沉澱等，較少則有暫時性的麻痺等。

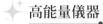 **注射類治療**

當出現較深的紋路，可以考慮填充性質的注射如透明質酸、生物軟陶瓷塑形劑、左旋乳酸、自體脂肪等等方法。

透明質酸

又名為玻尿酸，是人體內天然存在的物質。它屬於是黏多醣的一種，存在於眼球、關節、皮膚等組織，是細胞之間的基質物之一。透明質酸可被身體自然分解，並具有生物相容性及低免疫反應的好處。透明質酸的製造過程中一般會加入鏈結，以延長其有效性及持久度。有鏈結的透明質酸，可以注射於皮膚皺摺的皮膚位置，或者凹陷、脂肪流失的部位。效果維持時間約六個月至18個月不等。

「埋線」4D拉提

「埋線」4D拉提是使用較幼身的可分解吸收的手術線PDO(Polydioxanone)。它屬於人工合成物質，與來源自動物腸臟的羊腸線不同，會引起的組織異物反應及發炎反應亦較少。

而PDO在人體的停留時間亦較久，一般為180-240天不等。「埋線拉提」，則在針對皮膚、皮下脂肪層甚至是淺表肌肉腱膜系統(SMAS)鬆馳下垂的情況。埋線則利用可溶線改善下垂的輪廓（如：面、頸）。當PDO線放入皮下時，在皮下組織可望刺激膠原蛋白增生，從而改善膚質及緊緻度。

「液態拉皮」

聚左乳酸注射，屬於可降解的合成物質，是屬於可溶解手術線成份之一。當聚左乳酸注射到皮下位置後，皮膚產生異物反應，刺激自身膠原蛋白增生，做到Neocollagenesis 效果，從而改善膚質及改善凹陷的面容。如對成份過敏，或有疤痕性增生體質人士都不適合此類治療。

幼紋 — 乾紋、星形紋

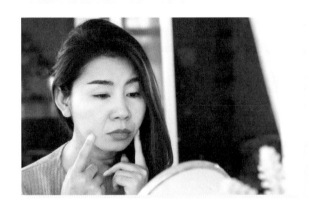

空中服務員Ada從小已非常着重皮膚的保養，每天不論上班與否都毫不鬆懈，一定塗上防曬才出門。可是長時間逗留於濕度較低的機艙，加上缺乏睡眠、時差等問題，令Ada覺得近年皮膚逐漸變差。她亦開始留意到額頭、眼下、及嘴邊有幼紋出現。

紫外線照射會加速皮膚的光老化，增加皺紋；而缺乏水分的肌膚亦較早出現幼紋及乾紋。皮膚也會受外在因素（如紫外線、吸煙習慣）及內在因素（遺傳、年齡、疾病、賀爾蒙水平等）的影響，以致流失膠原蛋白、彈性蛋白，令皮膚漸漸變薄及缺乏彈性。角質層的脫屑隨新陳代謝減慢而變差，維持角質層水潤狀態的天然保濕因子亦隨年月而下降。內外因素都會令皮膚老化變薄，從而引起乾紋幼紋出現。

改善乾紋的方法，除家用護膚品及保濕產品外，亦可考慮填充注射方法如保濕分子透明質酸。將具保濕功能的透明質酸分子直接注射入肌膚底層。以其持續為皮膚供給水份，保持皮膚水潤。

✦ 保濕針 v.s. 水光搶 v.s. 肌底細胞活化療程

保濕針

使用小分子有鏈結的透明質酸，由於透明質酸有高度的吸水能力，如果注射於真皮層下，可增強皮膚的吸水力及提升整體皮膚含水量。以達到長效鎖水保濕的功

效，同時可提升彈性及幫助去除細紋。相信可以改善膚質乾燥、細紋、毛孔粗大、缺乏彈性等等的肌膚衰老現象。

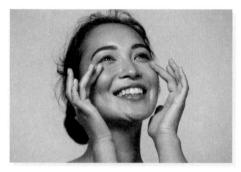

透明質酸之外，某些保濕針品牌加入甘油成份。甘油擁有吸濕的特性，能夠改善肌膚水潤。某些品牌則加入氫氧磷灰石鈣（Calcium Hydroxylapatite）。在產品的自然降解過程中，會釋放CaHA小顆粒，刺激纖維母細胞(fibroblast)產生膠原蛋白、彈性蛋白、糖胺聚醣和 透明質酸等。

水光槍

水光槍其實也是皮下透明質酸注射，最大分別是使用俗稱水光槍的精準儀器注射，而不是用普通尖針以人手注射。其細小的5針或9針設計，並配合真空吸嗽探頭。可比人手更精確地將成份注入皮下0.2至5毫米不等的深度。由於深度及份量較精準，適合全面包括眼周部位、T Zone及毛孔粗大位置 。注射成份內容通常除了有鏈結或無鏈結的透明質酸以外，還有其他活性成分，包括肉毒素蛋白（改善毛孔粗大、出油情況）、維他命C（增加膠原蛋白增生及改善膚色）等等。通常建議相隔一個月連續三次的療程，可保持時間約六個月不等。

肌底細胞活化療程

結合高濃度及低濃度無鏈結透明質酸，以針注射於皮膚基底，數天內被皮膚細胞吸收及使用。並相信能刺激皮膚內的纖維細胞，從而增加膠原蛋白和彈性蛋白的產生，改善膚質彈性、幼紋等情況。除改善皮膚外，亦聲稱能促進脂肪細胞的存活力，以保存脂肪組織質量。故稱肌底細胞活化療程為生物重塑(Bioremodelling)，與保濕針概念並不同。

　　以上皆能暫時性改善變薄的膚質，及增加皮膚水分，因而減淡皺紋。其他如單極射頻、聚焦超聲波、激光、分段激光、紅外線儀等等，皆可不同程度地破壞皮膚及皮下組織，及後透過復原機制增生的膠原及彈性蛋白，以改善皺紋。

不同療法涉及不同風險及併發症，亦非永久性改善，有疑問請諮詢醫生

眉頭猛皺與抑鬱

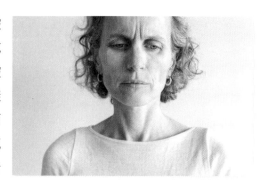

有否留意，我們在什麼時候會皺眉頭呢？原來當我們感到悲傷、恐懼或憤怒時，均會不其然收縮眉心肌肉（皺眉肌與降眉間肌），引起眉頭深鎖的樣子。這組表情肌肉，能表達個人的負面情緒。有趣的問題是，究竟除卻人們感到負面情緒時會皺眉頭外，皺眉頭這行為本身會否引起負面情緒？有雞先定有蛋先？

心理學上有一個名叫 Facial Feedback Hypothesis（面部回饋）的學說，假設面部表情肌肉活動時，會回饋這正/負面情緒的訊息給主體。例如一個人做出笑意盈盈的表情時，他也不其然會開心起來；相反皺眉時，便會引起負面情緒。學者根據這理論，大膽假設：如果人們不皺眉，那個面部回饋減少，從而是否能減少人們的悲傷負面情緒，並能改善抑鬱症？

近年，有數個小規模的臨床隨機對照研究(RCT)，發現使用肉毒桿菌素治療而把眉頭肌肉暫時性放鬆後，抑鬱症病人的病情能得到改善。其中一個臨床研究中，美國的學者邀請了74位重度抑鬱症患者；其中33位接受了眉心的肉毒桿菌注射，而41位接受了生理鹽水注射。兩組被邀者皆不知道自己接受了哪一種注射（雙盲試驗）。六星期後，接受了肉毒桿菌素注射的一群抑鬱量表(MADRS)指數較沒有肉毒桿菌素的一群有顯著改善。研究推論在眉心肌肉注射肉毒素能有效改善抑鬱症病情。

現階段還欠大型研究支持臨床使用，期望不久將來能把肉毒素運用於抑鬱症上，真正做到「眉頭不再皺」。

以上內容只屬參考，有疑問請諮詢醫生

女醫生眼中的醫學美容

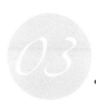

03 打肉毒桿菌素會「中毒」?

在英國念皮膚學碩士的時候，在課程後階段也會教授一些醫學美容治療，如肉毒桿菌素注射，透明質酸注射及果酸護膚等。同學們互相用手術筆在面上、身上點點，模擬一下真正注射時的位置。原來在英國及美國，常見打肉毒桿菌的部位如上半面（皺紋、眉心紋、魚尾紋）、唇紋、頸紋等。他們對「瘦面針」這亞洲受歡迎的項目相對較陌生，反而牙醫較多見，以肉毒桿菌注射咀嚼肌改善夜間磨牙情況。除了改善面部皺紋之外，瘦面、手心及腋下止汗、小腿肌肉塑型等，都屬醫學美容類常見項目。而醫學類較常用法為改善斜視、眼瞼痙攣、神經源性逼尿肌過度活躍、慢性偏頭痛、上肢痙攣和頸肌張力障礙等。

注射會中毒?

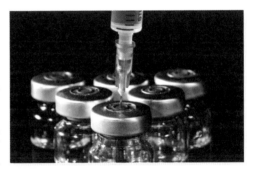

經常有不少親戚朋友或診所的求美者，對肉毒桿菌素注射有各種疑問及擔心打肉毒桿菌素會「中毒」。肉毒桿菌毒素（縮寫為 BTX 或 BoNT）由肉毒梭菌Clostridium botulinum（一種革蘭氏陽性厭氧菌）產生，這細菌常見於植物、土壤、水和動物的腸道中。肉毒桿菌毒素可區分為八種外毒素（A、B、C1、C2、D、E、F 和 G）。A 型是最有效的毒素，其次是 B 型和 F 型毒素。在香港，分別有五種已獲香港衞生署註冊的肉毒素蛋白，皆為Type A類型。

現在我們使用的肉毒桿菌素，其實是經過高科技純化程序提煉的蛋白質，而非活生生的細菌。注射提煉的蛋白質並不會出現細菌中毒或感染的情況。而這些蛋白質亦會被人體代謝及吸收，所以治療效果不是永久的，大約維持4–6個月不等。肉毒桿

菌毒素被批准用於治療多種痙攣疾病和許多其他病症，自2002年起美國FDA批准第一個A型肉毒桿菌毒素品牌用於暫時減少眉間皺紋的美容目的，及後減少魚尾紋及額頭紋亦同樣獲FDA批准。

打針「瘦面」是什麼原理？

打針「瘦面」據說是韓國醫生首先推行的，原因是亞洲人面形較西方人「方」及「闊」，咬肌(Masseter muscle)相對肥大，輪廓相對較為扁平。而當咬肌較為消瘦後，面形看上去會變得沒那麼方，亦沒有那麼「國字」口面，故頗受年輕女士的歡迎。

肉毒桿菌素是一種神經傳導的阻斷劑，阻斷神經末稍釋放出一種名為Acetylcholine的訊息傳遞物質，從而令到治療部位的局部肌肉暫時性放鬆，效果一般維持三至六個月。由於阻斷了神經訊號的傳遞，使肌肉暫時性無法收縮，從而改善動態紋。它能暫時性地放鬆某部份表情肌肉，以令某部位表情紋減淡及減慢靜態紋的出現。

而我們進食時會運用到一組的咀嚼肌肉，其中包括咬肌。當咬肌（肥大部分）被注射了肉毒桿菌素後就會暫時放鬆了，由於進食時不會運用到這一部位的肌肉，咬肌就會慢慢因為減少活動而暫時性萎縮。肥大的肌肉萎縮後，方面形的面龐便會漸漸變得較小及尖。而有夜間磨牙情況的人士，亦可因為咬肌的收縮力度減少而改善對牙齒的磨損及顳顎關節(TM joint)的負荷。

注射肉毒素會面容僵硬，表情不自然？

肉毒素蛋白的功用在於阻斷末稍神經的訊息傳遞，使治療部位的肌肉暫時性放鬆。透過表情肌肉的適量放鬆，而減淡或消除皺紋的形成。只要治療劑量及位置掌

握正確，事前與醫生溝通清楚（例如想皺紋減淡的程度）便避免了表情僵硬的情況。另外，由於咀嚼肌（瘦面）不屬於表情肌肉，而是咀嚼時運用的肌肉，因此使用適量劑量放鬆咀嚼肌是不會影響表情的。但亦有較少見的情況是注射肉毒桿菌時治療的部位掌握不好，有機會使藥水向咬肌前的笑肌擴散，令面部笑容不對稱或僵硬。幸好，這些副作用都屬暫時性，大多會在數星期後自行減退。

不打針可以嗎？

有想過不用扎針都可以得到注射肉毒素的效果嗎？在不久的將來或可成事。肉毒桿菌素蛋白有效期通常為3-6個月，而欲效果持續則需要定期施打，對不少人士來說具有一定心理壓力，因為施針多少會引起不適、痛楚、瘀青、紅點等等。而腋下多汗的肉毒素注射，更需平均於皮下注射數十針。如果有不用施針的方法，相信都會受到一定歡迎。

最近一間研發公司便研發了可塗沫的肉毒桿菌素蛋白，實驗名稱為ANT-1207，並已開始了三方面的臨床測試（Phase 2階段），包括腋下止汗、暗瘡治療及魚尾紋的改善。ANT-1207運用了專利的藥物傳遞技術，有辦法使藥物的分子透過皮膚細胞與細胞之間的微細罅隙傳遞至肌肉部位或皮膚較深層的汗腺組織。暫時得到的臨床數據都令人鼓舞，可是距離真正被食物安全局通過並推出市場，還有一段頗長的日子。將來要改善眼部皺紋，可能只需要定期到診所「塗一塗」，而不是「打一打」肉毒桿菌素呢！

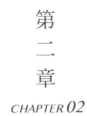

第
二
章

CHAPTER *02*

緊緻提升
非侵入性治療

隨年月鬆弛的皮膚

年青的皮膚總是予人充滿活力的感覺,看起上來總是如此緊緻白滑,一看就覺得充滿青春氣息。可是當年月漸長,面部皮膚卻好像漏了氣的氣球一樣,鬆垮垮的,以前俐落的輪廓不知到了哪裡,看起來總是覺得十分疲憊,臉看起來總是胖胖的。

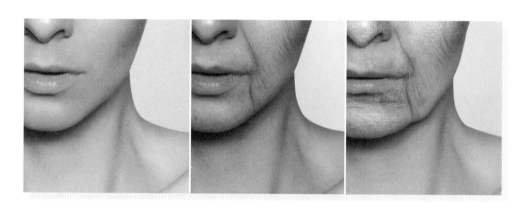

要解釋皮膚鬆弛的原因,首先要從皮膚結構說起。皮膚結構分為多層,第一層是表皮層,色素就位於表皮層與真皮層中間。再深入就是真皮層、脂肪層及肌肉。肌肉及脂肪層中其實還有一層「淺表肌腱膜」(SMAS),它是覆蓋於真皮下的深層組織,連接脂肪皮下組織與淺層肌肉的一層結締組織薄膜,延伸上及向下連接鞏固在頭部及頸部肌肉。隨著年齡增長,淺表肌腱膜的膠原蛋白量逐步減少,令皮膚的連繫力變差,臉部的肌肉亦會下垂,令整張臉鬆垮垮的,皺紋如法令紋都會加深。

現時不少儀器都可以令能量到達皮膚深處,收緊肌膚,現時最流行的就是單極射頻和超聲波。單極射頻的原理是利用儀器發出高效射頻熱能量,能深入皮下4.2毫米,均勻地加熱皮膚深層的骨膠原,刺激骨膠原增生。不過由於它的熱能是依靠射頻把整體皮膚連帶皮下組織一起加熱,因此使用時會有較強的灼熱感,需要表面冷凍以減少熱能對表皮的傷害及灼熱感。而震動則再能減少皮膚感受的灼熱不適。超聲波的不同之處,是深度比單極射頻更深,而且它可以把熱能聚焦在需要的深度,

使用時表皮不會有灼熱感,但淺表肌腱膜就可以準確受熱,並因為熱力而收緊及生成骨膠原。可是由於淺表肌腱膜已十分接近神經線,因此接受照聲波拉皮療程時或會覺得像牙痛般的感覺。

現時市面上有林林總總的拉面皮儀器,其實不同儀器各有療效,難以定斷最好是哪一種,最好是諮詢醫生意見。但是儀器必需達到一定能量強度及深度才有用,因此需由醫生操作才會安全。另外,如果懷孕中、正在服用凝血藥、面部曾接受手術的人士需諮詢醫生意見才可進行療程。

顯老的乾枯面

年約30中的A女士，看上去面容憔悴，常被人問是否睡眠不足。與同學聚會時，給同年齡的朋友比下去，怎樣看都比實際年齡大。可是，A女士皮膚其實很緊緻，亦沒有太多明顯皺紋。除了是她比較瘦，面容有些凹陷。凹陷的面看上去會感覺衰老嗎？

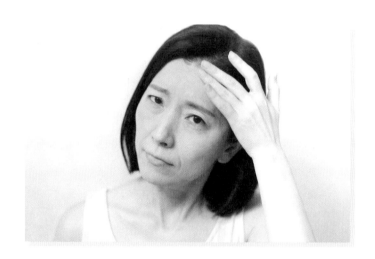

原來我們的臉龐在衰老時，除了皮膚衰老，皮下組織亦會跟隨變化。最明顯是脂肪流失，導致皮膚與肌肉甚至面骨的距離變小。脂肪容易流失的部位包括太陽穴、面頰、額頭、中面、眼部周邊等等。皮下脂肪流失，面容沒有以前年輕時候圓潤的感覺，感覺枯乾、顯老。由於缺乏皮下軟組織的支撐，中面部位亦會因而鬆弛，淚溝、眼袋現形；顴骨外露、眼尾下垂、嘴邊垂肉浮現。

有人會問，那麼增肥的話，可以使面部回復飽滿圓潤嗎？原來臉上的脂肪會隨着年齡而變化。某些部位會越來越萎縮的，可是另一些部位例如雙下巴、法令紋、木偶紋等卻隨年月而增長，導致鬆弛下垂的現象。由於不同部位的皮下脂肪會隨年月而有不同變化，所以已流失的脂肪是很難回復的。

　　要改善因脂肪流失而引起的面容衰老現象，並不能單靠改善膚質而解決。以前的治療方針純粹拉皮緊緻，忽略了面部體積流失的問題。近年傾向由根本出發改善，把流失了的脂肪體積補充回去，更能達致自然無造作的效果。非手術方法可以考慮皮下填充劑注射，例如有即時效果的透明質酸、生物軟瓷皮下填充劑及新類型PCL微晶球填充劑等，生物軟瓷皮下填充劑及新類型PCL微晶球填充劑除可即時填充外，還可以刺激自身膠原蛋白增生。或者分階段注射可膠原增生的聚左乳酸，循序漸進地使面容飽滿提升。手術方法包括自體脂肪移植，植入假體等。

不論注射或手術方法都各自具有風險，有疑問請咨詢專業人士

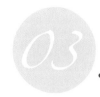

30+了，法令紋變深！適合做埋線拉提術？

最近市面上出現了不少巨形廣告，介紹「埋線拉提」類型的療程。不少人問，埋線不是中醫的治療嗎？又如何「提升」？它們兩種，所指的究竟是同一種東西嗎？

隨着可溶線（可吸收線，Biodegradable threads）於90年代後期興起，對於需要面容提升甚至拉面皮的群組來說，終於有非手術類的選擇。手術可溶線，通常配合尖針或頓針cannula的方法，透過於真皮層下、或脂肪層或筋膜層(SMAS layer)以打針的方法將可溶線「埋」入。

過程引起皮下打針位置創傷，而可溶線亦會引起身體的異物反應及發炎反應。從而引起埋線附近組織的變化，包括膠原蛋白的增生，新纖維結締組織的形成，組織攣縮，脂肪減少，及血液供應改善等等。這些反應都能使治療部位更緊致提升，及皮膚質素改善。治療後效果出現的時間約需一個月至三個月不等。

線材本身可以是平滑的，或帶有倒鉤（切割出來或倒模出來的倒鉤）、或帶有錐體cone。利用機器在主線面切割出小倒勾，倒勾位置較薄。而用羽毛型（或魚骨型）線模具製造出勾位較厚的線，能達到即時拉提效果之餘，支撐力度和持久力通常較佳。

倒鉤方向可以是單一方向或雙方向，亦可以是單一線、雙線、螺旋線或具有彈性的彈弓線等。可溶線可以是連接在兩頭尖嘴的醫療不鏽鋼針，或是藏在頓頭的導管(cannula)或尖針內。導管或尖針首先進入皮下結締組織，當導管或尖針移除時，尖端有勾的線便會留在皮下組織而不被拉出，從而做到「埋」入的效果。入針位置的線材通常需要修短。傷口通常如針孔般大小，需要數天時間癒合。

醫學美容界裡的「埋線」，其實也有幾種不同的類別。現在最常討論的是4D拉提，是使用較幼身的可分解吸收的手術線PDO(Polydioxanone)。它屬於人工合成物

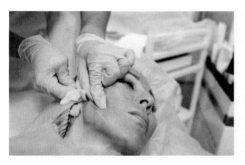

質，與來源自動物腸臟的羊腸線不同，會引起的組織異物反應及發炎反應亦較少。

而PDO在人體的停留時間，一般為180-240天不等。為何是4D？據稱是技術可以三維空間(3-dimensional space)改善面形輪廓，加上時間可漸漸增生膠原蛋白(4th dimension-time)，故稱為4D拉提。

常見的可溶線選擇包括PDO, PCL, PLLA, PLGA, P(LA/CL+HA)等。這些都屬於手術縫線類別的常見材料。PDO(Polydioxanone聚對二氧環己酮)通常於180天內被身體吸收，14天內失去抗張強度。PCL(Polycaprolactone 聚己內酯)比PDO線效果更長，約可維持九個月時間不被分解。伸展強度及柔韌性亦較高。因此斷裂的風險亦較少。P(LA-CL)聚左乳酸加聚己內酯成分，可同時刺激負責支撐皮膚底層的膠原蛋白第一及第三型的生長。P(LA/CL+HA)則是加入透明質酸的羽毛狀倒勾線，有效拉提同時膚質改善，增加彈性蛋白，長效達12-15個月 。

還有混合成份的可溶線，例如聚丙烯成份的縫合線，插入了8個可吸收的聚乳酸錐，構成組合件。PLLA(Poly-L-lactic acid聚左乳酸)混合PGA(Polyglycolic acid聚丙烯)形成線加錐體(Cone)組合，以立體錐形取代倒鉤，形成更持久的拉提效果（市面上俗稱為鈴鐺線）。常見的併發症包括瘀青、疼痛酸痛、血腫、水腫。比較少見的併發症包括傷口感染、皮膚凹痕或外觀上見到線的形狀、持續突出線頭、線材移位、疤痕等。

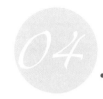

無針竟然可以埋線？

近年非常熱門的「無針埋線」治療，的確是很多人討論及詢問。究竟「埋線」和「無針埋線」有何分別呢？技術原理是什麼呢？可以達到什麼效果？維持到幾耐？是否人人都可以接受治療嗎？

上篇提及過「埋線拉提」，那麼「無針埋線」是埋線嗎？原來「無針埋線」並非埋線，亦不是針劑治療，其實是屬於無創的HIFU治療的一種。取其含意：以「無針」達到「埋線」效果。HIFU(High-Intensity Focused Ultrasound)又稱為高能聚焦超聲波技術。HIFU採用非光學能量，以無創方式將皮下組織加熱。類似放大鏡匯聚太陽光，超聲波以聚焦方式產生可高達攝氏60至70度的熱能。而因為聚焦的緣故，能量可以精準地產生在皮下某點，以上及以下的組織並不會受影響。

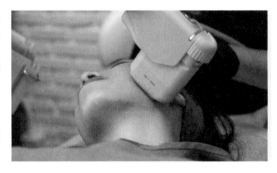

HIFU一般使用4.5mm，3mm及1.5mm深度的機頭於面頸部位。皮下真皮層及表淺肌肉筋膜系統(SMAS)在受熱後，蛋白質受到破壞及收縮，引發組織修復反應。在治療後數月，膠原蛋白重組新生，密度增加，從而做到拉皮及緊緻效果。

市場上大部份HIFU儀器，治療頭皆為長方形，因為HIFU的能量熱凝點是以短線形狀（由約15至25點排列組成的直線）輸出。「無針埋線」則利用筆型治療頭輸出聚焦超聲波能量(HIFU)，並且進行定點加熱。亦透過其專利技術TDT而將產生的熱能分散及累積，聲稱能減低痛楚及不適感。

比較起其他HIFU儀器，「無針埋線」由於是以單一點形狀輸出能量，操作時需要治療師不停於治療部位滑動及打圈才能達致有效治療效果。而能量亦相信並沒有

像大部份以短線形狀輸出的HIFU那麼高,相對地治療痛楚程度及不適亦會較低。而治療的總熱凝點數量可能比傳統方法較少。但優點是,「無針埋線」的治療頭是筆型,比其他HIFU的治療頭都要細小及靈活,在微細及起伏不平的治療位置例如眼尾、法令紋、鼻梁上的賓尼兔紋等較有優勢。

治療效果長達有多久,則視乎接受治療時所使用的儀器、能量、總發數(熱凝點數量)及治療相隔時間而定。由於不同機器、不同治療師甚至不同中心所提供給客戶的治療手法都不同,很難一概而論有效期是多久。以醫生級數的儀器為基準比較,被FDA認可的HIFU儀器並由醫生操作,治療發數全面加雙下巴位置約500至800發,一次治療,效果可長達一年至一年半。治療師級數的HIFU儀器,大部份需要連續三次,每次相隔一個月的治療才能達到約一年的效果。而「無針埋線」比一般治療師級數HIFU相信更為減弱,比較適合作為保養項目看待。

由於能量是以聚焦方式產生,對皮膚表面副作用較少(灼傷、色素沉澱);表面灼熱感覺亦較電波拉皮少得多。可是,HIFU能量可深達皮下4.5mm位置,這代表可觸及重要組織例如血管、神經線、肌肉筋膜層、甚至眼球等。由於眼球是可以傳導超聲波能量的,若然操作不當或治療位置不正確,是有可能出現眼球、晶體受損及白內障等問題。

HIFU其他常見的副作用包括暫時性泛紅、水腫、治療部位酸痛不適、瘀青等。機頭接觸不良亦可引起皮膚凸起的條紋、表皮灼傷等。神經線若然受損,則有可能引致局部麻痹、刺痛感、面部肌肉活動不良等,大多屬暫時性,於數天至數月後復原。

以下情況並不適合進行高能聚焦超聲波治療:位療部位有開放式傷口/創傷、嚴重或囊腫形暗瘡、皮膚發炎、增生性疤痕,孕婦,患有免疫系統疾病、癲癇症、面

癬、單純性疱疹、凝血不正常、或皮膚癌病者。如有植入物、皮下填充劑、植入式電子儀器、金屬支架位於治療部位或附近，治療不應在這些部位上直接施行。

　　HIFU屬高能量及高風險的治療，雖然表皮是無創的，但對皮下組織卻具一定創傷性。

如有疑問請咨詢專業人士

無刀拉皮是什麼？

年齡漸長，面頰皮膚開始鬆弛、下垂，皺紋開始出現，對於現今不論男女而言，都是十分關注的課題。傳統方法要處理下垂的面容，很多時都涉及手術；而拉皮手術雖然效果持久及明顯，卻需要較長的復原期，術後疤痕、併發症及術後有機會出現較不自然的容貌。

無創、無刀、幾乎無復原期，是現今醫學美容的大趨勢。那不動刀的拉皮是什麼原理？好處及風險是怎樣？以下分解：

單極射頻儀

或坊間稱為「電波拉皮」，推出市面至今已超過十年歷史。原理是使用電荷與皮膚組織之間的交互作用，產生熱能把真皮及皮下組織加熱。即時的提升效果是因為熱能把皮膚的膠原蛋白（皮膚的主要結構蛋白）收縮了，繼而出現的提升是因熱能破壞而觸發的創傷癒合機制，從而製造新的膠原蛋白引起的。

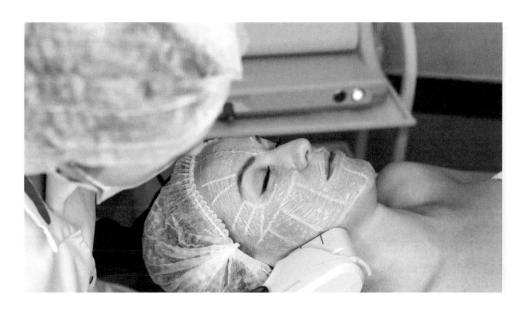

緊緻提升 - 非侵入性治療

大部份人士，在接受過一次治療後2-6個月，會有逐漸的改善出現。而適合的部位除了面、頸外（鬆馳、皺紋、缺乏彈性）外，還是唯一FDA許可可用於上下眼皮以改善皺紋的非侵入性儀器。而新一代的儀器，除了原有的冷凍接觸探頭以保護表皮層不受熱能影響外，還加有震動功能，以減少治療時的痛感不適。而體內有心臟起搏器或其他電子置入性裝置，懷孕期間，都不適合接受治療。常見副作用包括發紅、輕微水腫、酸痛不適，較少機會出現水泡或表層結痂等等。

聚焦超聲波儀 HIFU

是近年才推出市面的無創緊膚儀，亦經美國FDA許可。它的原理是使用聚焦超聲波(High Intensity Focused Ultrasound, HIFU)，在準確的皮下厚度以熱能製造微小的創傷點，皮膚因加熱而即時提升，繼而因癒合機制而製造新的骨膠原蛋白，逐漸改善皺紋及鬆弛。效果亦多數於一個月至數個月後出現。而因為能量能準確地聚焦於皮下較深的部位(肌肉表面的結締組織)，故能減少對表面皮膚的創傷。常見的副作用如暫時泛紅、水腫、瘀青、痛楚、色素沉澱等，較少數的副作用則有暫時性的麻痺等。

其他

還有「液態拉皮」—聚左乳酸注射、分段射頻儀、激光、紅外線儀等等，都能不同程度地改善面部下垂及皺紋問題。

各項療程非永久性，有不同風險及併發症，亦非適合所有人士，如有疑問請諮詢醫生

06 如何孕育膠原BB

如何保持年青，keep住自己皮膚有彈性活力？膠原BB成為近年最熱門的話題之一，保持膠原蛋白不流失相信是不少人的願望。當年月漸長，面部皮膚卻好像漏了氣的氣球一樣，鬆垮垮的，以前俐落的輪廓不知到了哪裡，看起來總是覺得十分疲憊。鬆弛之外還有皺紋的出現。因為皮膚的彈性、厚度都隨外在因素如紫外光、吸煙、飲食習慣及內在因素如基因、膚色、人種、年老等等而漸漸變差、變薄。變薄而缺少彈性的皮膚，在我們表達面部表情時，便會出現皺紋。

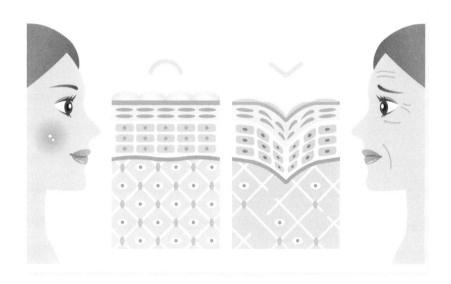

要解釋皮膚鬆弛的原因，首先要從皮膚結構說起。皮膚結構分為多層，第一層是表皮層，色素就位於表皮層與真皮層中間。再深入就是真皮層、脂肪層及肌肉。肌肉及脂肪層中其實還有一層「淺表肌腱膜」(SMAS)，它是覆蓋於真皮下的深層組織，連接脂肪皮下組織與淺層肌肉的一層結締組織薄膜，延伸上及向下連接鞏固在頭部及頸部肌肉。

膠原蛋白與彈性蛋白是皮膚及軟組織細胞外基質(Extracellular matrix)組織重要成分之一。兩者都是由纖維母細胞(Fibroblast)所產生。膠原蛋白 具支撐力，而彈性蛋白則有柔軟度及張力。當我們漸衰老時，兩種蛋白纖維的製造、於皮膚的密度均會減少。皮膚缺少健康具彈性的結締組織，慢慢地便浮現皺紋、鬆弛等情況。而較深層的「淺表肌腱膜」的膠原蛋白量逐步減少，令皮膚的連繫力變差，臉部的肌肉亦會下垂，令整張臉鬆垮垮的，皺紋如法令紋都會加深。

膠原蛋白及彈性蛋白會不停製造及分解，所以如要增加膠原蛋白的淨值，應該要提高生產及減慢分解。生產及分解的速度是隨年齡漸長而改變的。現時有各種激光或高能量儀器的方法，均可有程度地能令膠原蛋白新生(Neocollagenesis)及彈性蛋白新生(Neoelastinogenesis)，從而改善膚質。

如何令膠原蛋白新生？

高能量儀器

- 單極射頻儀
- 聚焦超聲波儀 HIFU

注射類治療

- 「埋線」4D拉提
- 「液態拉皮」

✦ 其他

- 外塗護理產品：包括含有維也命A衍生物、維他命C、活性肽等活性成分的護膚品，相信有助某程度上刺激膠原增生改善膚質。

- 口服保養品：例如水解蛋白補充、抗氧化劑、大豆等成分亦有追捧者，可是臨床效果具爭議性。

- 光學治療：如長波段激光、分段式二氧化碳激光等等，則可有控制地破壞皮下組織而激發膠原增生等，通常用作改善疤痕、凹凸洞、妊娠紋等等。

各類型資料項目都具有風險，並不是適合任何人士，請諮詢專業人士意見

鼻埋線，透明質酸以外的好選擇？

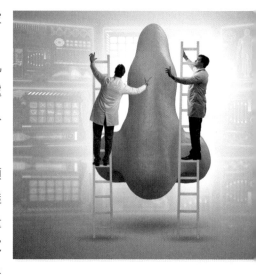

大家有沒有聽人講過以下論點：「而家冇人用透明質酸打鼻樑了，全部改做埋線鼻。鼻樑直啲幼細啲，效果好好多，又唔會變阿凡達鼻。」究竟鼻樑是否可以埋線？有什麼好處及風險？是否可以取代透明質酸填充？是否人人可以適用？有什麼隱憂？

鼻可以埋線嗎？的確近年埋線鼻這醫美項目療程越來越普遍。而他聲稱可以改善一些透明質酸隆鼻不能處理的問題，包括因注射過量透明質酸物、或物料不夠堅挺而引起的鼻樑寬闊情況（俗稱阿凡達鼻）。鼻頭形狀下垂、鼻孔外露、鼻頭過大等情況，以注射透明質酸的手法亦只能有限度地改善。故此衍生出以可溶線埋入鼻樑及鼻頭的新項目。

治療手法通常以鼻頭位置入針，埋入數條或以上帶倒鈎的PDO或PCL線於鼻樑中央，或加上鼻小柱部位。比較起啫喱狀透明質酸或其他凝膠類填充物，幼固體狀的可溶線確實能造成較挺身、幼細的效果。對於一些較闊粗鼻樑或肥大鼻頭人士可能較為適合。

許多人亦關心透明質酸可能引起的嚴重併發症，包括引致失明個案。當鼻填充物（透明質酸，脂肪，或其他填充劑）逆行栓塞[或迴流]進入供應視網膜的血管時，可導致視力喪失。如果堵塞了皮膚或鄰近區域的動脈，也有皮膚壞死及留有疤痕的風險。而埋入屬於固體狀態的可溶線，理論上可以完全避開因注射壓力而倒流入動脈及靜脈血管引起血管栓塞的情況。理論上是比注射透明質酸安全。事實上是否如此呢？

　　筆者從不為客人提供鼻埋線服務，但見過或處理過為數不少於鼻埋線後產生的併發症的個案。首先，雖然鼻埋線由可吸收成分製成，但如果線很粗、或一次性埋入太多，是比較難被鼻組織分解。因鼻樑中的軟組織層相當薄，亦沒有如面部一樣有豐厚的皮下脂肪及血管分布。另外，單靠鼻埋線通常不能滿足鼻樑的高度改善。很多時需要與填充劑，例如透明質酸同時使用。可是，根據某些研究報導所指，透明質酸或會阻止可溶線與水之間的化學反應，從而延長可溶線的壽命。

　　長期不能被吸收的線停留在鼻樑及鼻頭治療位置，長期引起異物反應、發炎反應、甚至過敏反應。而這些已埋入的線是不能被簡單地移除的，亦不能打溶解酶溶解。要完全移除的話，是需要以開刀方法處理。

　　另外，我們的鼻結構，在薄薄的皮膚及肌肉層下已是鼻頭軟骨、鼻中隔軟骨及骨骼組織。而可溶線的原理是引起局部位置異物及發炎反應，引起膠原增生及纖維結締組織形成。換句話說其實是疤痕組織。倘若將來客人需要進行隆鼻手術時，便會帶來問題。因為疤痕組織不僅會使隆鼻手術期間的解剖更加複雜，而且它可能會影響隆鼻手術後的癒合。

　　而常見的併發症包括：

- 瘀青、縫線擠壓、疼痛、血腫
- 感染：
  由於不足夠的消毒技術，可能會因埋線過程而發生鼻頭、鼻樑感染。
- 皮膚凹痕或外觀上見到線的形狀：
  可能是因為皮膚太薄（例如年老的客人）或對鼻樑結構不熟悉，埋線水平不佳（把線埋於過淺的位置）
- 持續突出線頭、線材移位：

這可能是由於線材劣質（未有預防滑動的倒鈎、或接受人士身體持續排斥），治療技術欠佳（入針層次不正確），也可能是由於善後傷口護理不當。

- 疤痕：

  鼻埋可能比填充物更具侵入性，錯誤的選擇可能會導致永久性疤痕。包括凹陷的鼻頭（入針部位）鼻頭黑點，鼻樑表面凹凸不平的皮膚或鼻樑、鼻孔歪斜。

較為罕見的併發症（包括文獻中有記載的有嚴重感染），包括膿腫和皮膚壞死伴有開放性傷口。另外亦有可能破壞鼻腔組織，甚至插穿鼻腔，傷口不能遇合，造成發炎、疼痛、甚至引起慢性流鼻血、鼻塞等情況。

是否人人適合呢？如果有以下情況，鼻線提升並不合適：

- 活躍的皮膚感染或炎症
- 有疤痕增生傾向
- 自身免疫性疾病
- 正在服用抗凝血藥或有抗凝血問題
- 任何影響傷口愈合慢性疾病，例如糖尿病、服用類固醇等
- 曾接受過隆鼻或任何鼻腔、鼻樑手術
- 鼻樑曾接過非透明質酸注射，或現有填充物人士
- 懷孕或餵哺母乳期間
- 希望完全改變鼻子的整個外觀或修復鼻畸形
- 將來有計劃接受手術隆鼻的人士

另外如上述提及，如果皮膚太薄、鼻樑高度需要大幅度改善的人士，亦不適合以埋線方法處理。

最後，鼻埋線這治療效果並非永久性。因為如果線材被身體分解的話，挺身及填充的效果亦會流失。試想像一下，留下鼻內裏的疤痕可能是永久的，可是埋線（加減填充物）的效果只有約一年至年半不等。是否值得如此風險？留待大家自行判斷。

08 單極射頻儀第幾代？

單極射頻儀，坊間或稱為「電波拉皮」、「熱瑪吉」、「鳳凰電波」。來自美國的單極射頻儀推出市面至今已超過20年歷史，自2002年通過美國FDA核准。亦成為需要醫生操作「非侵入式」皮膚緊緻療程的其中之一。數個不同大小的探討主要處理皮膚不同部位，包括最小的眼部探頭、面頸探頭、及最大的身體探頭等。能改善問題包括眼周鬆弛眼紋、面部鬆弛下垂，頸部鬆弛皺紋，肚皮鬆弛、妊娠紋、手臂及大髀鬆弛等。眼部探頭配合保護眼球的裝置一齊使用，成為暫時唯一獲美國FDA許可可用於上下眼皮以改善皺紋的非侵入性儀器。

自2019年推出第四代，保留原有的冷凍接觸探頭以保護表皮層不受熱能影響。並改良了第三代圓盤震動模式，新增了上下左右震動模式。以震動方法干擾皮膚痛感，減低治療的不適感覺。第四代的探頭亦較上一代增加了33%的面積，縮短了療程時間。儀器亦具備智慧能量優化技術，能較準確地調整能量輸出，期望能達致更好改善效果。

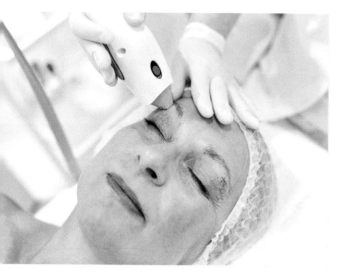

在單次治療後，即時的提升效果是因為熱能把皮膚的膠原蛋白（皮膚的主要結構蛋白）收縮了，繼而出現的緊緻效果是因熱能破壞而觸發的創傷癒合機制，從而製造新的膠原蛋白引起的。隨著膠原蛋白新生重組的時間，有的求美者在2至6個月內，就可感受到效果持續出現，可維持至少長達12個月或以上。亦會因個人膚質狀況與生活、飲食習慣不同而有所差異。

單極射頻儀治療後並沒有表面傷口，但常見會有輕微皮膚泛紅或水腫，通常3到7天會改善。可保持日常的肌膚護理與注意首2星期防曬。其他常見副作用包括發紅、輕微水腫、酸痛不適，較少機會出現水泡或表層結痂等等。

另外術後要注意如下：體內有心臟起搏器或其他電子置入性裝置(Implantable pacemaker)、植入式心臟整流去顫器(AICD)或其他植入式電子裝置的人士不適合接受治療，因為射頻電場或電流可能對這些裝置造成負面影響。亦要注意懷孕期間也都不適合接受治療。

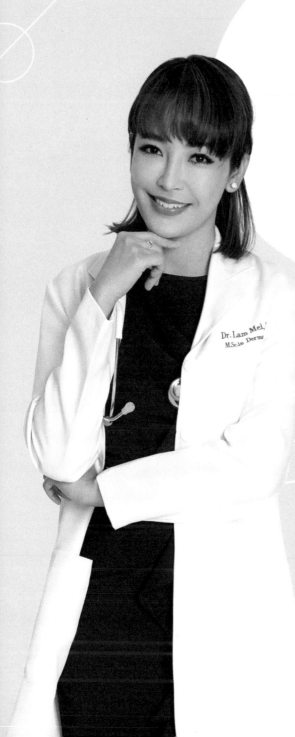

第
三
章

CHAPTER 03

立體輪廓
美感修型

透明質酸，人人都打得？

在微整形中，除了肉毒桿菌素蛋白的項目，最廣為歡迎的便是透明質酸注射了。透明質酸可用於面上輪廓多方面的改善，例如隆鼻、隆下巴、豐太陽穴、改善蘋果肌凹陷、豐唇、甚至改善乾燥膚質等等。透明質酸看似用途廣泛，究竟是否人人都打得？

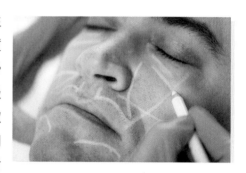

透明質酸可被身體自然分解，並具有生物相容性及低免疫反應的好處。所以這物質廣泛被醫療界使用，當中包括眼科手術，骨科關節退化治療及微整形注射等。具醫療級數的注射類透明質酸，從前是從動物中提取的（例如雞冠）。近代已被細菌培植的透明質酸取代，以減少動物來源可能引起的注射後過敏反應。

透明質酸的製造過程中一般會加入鏈結，以延長其有效性及持久度。製作過程需要乎合嚴謹及無菌的製藥標準，才可用於體內注射。並且大部份品牌亦已取得美國FDA及歐盟等資格認證。一般微整形使用的透明質酸，是獨立支裝包裝的，容量為1–3ml不等。

那麼，接受醫學美容的人士中，什麼時候需要注射透明質酸呢？以下有五種情況：

改善凹陷、脂肪留失部位

由於隨年月增長，面部皮下脂肪亦會隨之流失及（變薄），引致（面部凹陷）及下垂等情況。面部沒有年青時飽滿年青感覺，可以透過注射透明質酸於凹陷位置例如

太陽穴、蘋果肌、淚溝黑眼圈、面頰、法令紋、木偶紋等等位置。注射後由於效果是即時出現，飽滿後可相信減少面容蒼老的感覺。

✦ 改善輪廓

亞洲人常見面面形較扁平不夠立體，或者整體輪廓不夠突出。透明質酸注射可改善輪廓，包括墊高過扁的鼻樑、拉窄鼻頭、改善插蘇鼻／蒜頭鼻、加長下巴、修飾下巴輪廓及改善比例、豐唇及凸顯唇形、豐額及使額頭更圓渾飽滿。

✦ 改善膚質

某些品牌的透明質酸，以改善膚質為治療目標。由於透明質酸據高度的吸水能力，如果注射於真皮層下，可增強皮膚的吸水力及提升整體皮膚含水量。相信可以改善膚質乾燥、細紋、毛孔粗大、缺乏彈性等等的肌膚衰老現象。

✦ 提升緊緻

透明質酸由於具有填充特性及支撐力，所以也會被用作面容提升及改善鬆弛等情況。注射於某些骨骼支撐的位置，可以作策略性改善鬆弛，例如下垂法令紋、嘴邊肉、眼眉及眼皮下垂等等。

✦ 身體輪廓

透明質酸注射可用作改善身體輪廓，例如用於手背注射以改善青筋暴現及手背骨瘦嶙峋的感覺。亦可用於頸部位置，以改善較深的橫紋或整體改善頸部幼紋。某些國家喜歡臀部較豐滿，透明質酸也會使用於豐臀治療中。值得留意是，透明質酸曾用於注射乳房以作非手術性的豐胸治療。但由於可能出現的併發症及長期後果的不確定性，近年已不被建議使用。

立體輪廓 - 美感修型

　　不同品牌製造的透明質酸，其特性（包括粒子大小、黏稠度）、硬度、吸水力、維持時間等等都各自不同。就算同一品牌的透明質酸亦有不同分子、鏈結等的產品，適合用於注射不同部位及（維持不同的有效時間）。選擇使用何種品牌及何種產品時，需要與醫生事前溝通清楚，並自己做足準備功課。

不要硬膠面

不少客人第一次接觸醫學美容，尤其是注射類治療如肉毒桿菌素、透明質酸時，都經常會問同一問題。「醫生，打完會變硬膠面嗎？」他們擔心注射後樣子生硬，如塑膠公仔一般不自然，然後被人發現。一般香港求美者心態是寧願效果少一點，也千萬不要改變太明顯，要不然給家人或同事朋友發現就糟了。反之中國內地求美者花了錢打針，就是要效果很明顯，也不怕給人家知道，不少更會與親戚好友分享經驗。

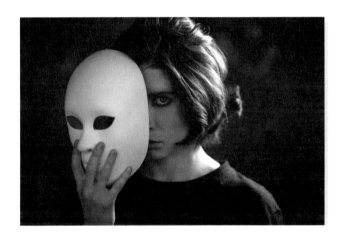

為何注射治療後會出現硬膠面情況？其實所謂的硬膠也有不同看法，最常指的硬膠是面部表情僵硬，喜怒哀樂都是同一個「木口木面」表情，有如英國蠟像館內的人像一般。在需要表情豐富多樣、變化細膩的演藝工作者尤其不能「木口木面」，那麼哪種醫美項目有可能導致上述的情況？就是可改善面部皺紋的肉毒桿菌素注射了。注射部位可能太多（正負面情緒的表情肌肉都一併減少了）、注射分量可能太多（表情肌肉完全放鬆動不起來）等等，都是引起硬膠面的原因。有趣的是，在美國，注射肉毒桿菌素的一般共識是要完全放鬆，即是注射後該部位是完全沒有表情才「收貨」，這與亞洲一般喜歡注射後依然保留一部分的表情皺紋並不同。

立體輪廓 - 美感修型

另一種硬膠面則是效果太像塑膠公仔，通常是指面部不自然地飽滿、太完美工整、甚至反光，尤其是額頭、蘋果肌、面頰、咀唇等位置。導致這現象的可能是注射皮下填充物過多（如透明質酸、自體脂肪），而有表情時也有皮肉分離的感覺。進行療情前與醫生溝通期望的效果，亦可避免出現硬膠面情況出現。近年透明質酸注射方法改良，採取先拉提才填充的治療方向，亦可減少不自然情況。

在醫美治療類別並不像一般醫生處方藥物一樣公式化，「美」屬非常個人化的，並沒有絕對標準。求美者要與醫生事前溝通清楚，並且自己做足功課，增加相關知識。

03 太陽穴不再凹陷

李太太結婚不久後便三年抱兩，因為要照顧兩名年幼子女，每天都忙得不可開交。產後因為家事忙碌每天勞動，把在懷孕間增加了的體重一下子就減掉了，甚至比未懷孕之前還要瘦。可是，李太太發現自從第二胎生產過後，她的面容變得憔悴，顴骨變寬了，眼神看上也比較疲累。畢竟李太太才30出頭，身材雖然是窈窕纖瘦，但樣子比同年齡的人看上更衰老疲累。究竟是什麼原因呢？

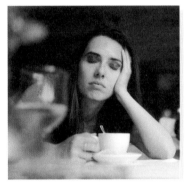

原來李太太因為生產後減重，面部的皮下脂肪隨之流失，而引致太陽穴部位凹陷。太陽穴稱之為「顳」，在耳廓前面，前額兩側，外眼角延長線的上方。太陽穴另稱夫妻宮，在相學上它的飽滿與凹陷亦被稱對人們有不同的影響。

那麼對面容輪廓上的影響是什麼呢？由於太陽穴在顴骨的上方，亦是支撐眉骨（尤其是眼尾位置）的重要結構。如果太陽穴不夠飽滿的話，在亞洲人的面型而言便會容易顯得面兩側的顴骨比較橫闊及外露。而眉尾亦會因為欠缺了太陽穴的支撐而令眼尾下垂、眼眉骨側部外露及較以前短，額頭亦會因兩邊太陽穴凹陷而顯得窄短。顴骨外露會顯得較為衰老及減少圓潤幸福感覺，另外眼尾下垂則顯得疲累及給人憂愁印象。

怎樣才可改善太陽穴凹陷？非手術方法有注射透明質酸，或注射膠原自生療程例如聚左乳酸等。透明質酸有即時填充作用，效果約六個月至一年半不等，看牌子及分子不同影響有效時間。而聚左乳酸則需要三次至五次療程，每次相隔四至六星期，才能達致理想效果。它並沒有即時填充效果，靠注射於皮下的聚左乳酸刺激自身膠原蛋白增生，從而慢慢使凹陷部位飽滿及提升。完成整個療程後，聚左乳酸可達25個月時效性。

　　手術方法有植入假體（矽膠或膨體）於顳部，達致效永久性飽滿撫平凹陷的效果。另外，亦可憑藉抽脂手術提取自體脂肪，並將自體脂肪移植（注射）入太陽穴等。不論手術或非手術方法，都涉及風險及併發症，亦並非適合任何人士。

立體小臉靠下巴

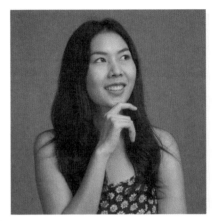

小恩是個27歲的年青女士,大學畢業工作不經不覺已數年時間。由於工作關係,經常需要和客戶溝通,平常亦要化淡妝及穿上整齊套裝上班。小恩自小就有包包面,在小時候很是可愛,長大了卻覺得自己面太圓,面太大塊上鏡又胖胖的。雖然穿上套裝,卻因Baby face而顯得格格不入,客戶亦經常認為她是畢業不久的小妹妹,未能給予信心。

小恩除了面頰脂肪比較豐厚之外,其實下巴亦因下顎骨細小而顯得短及內縮。下巴因為短小的關係,當雙唇需要緊閉時,下巴肌肉需要比平常人更用力向上收縮才能做到緊閉嘴唇的效果。故此,小恩在不笑的時候,下巴除卻短之外,亦因下巴肌肉收縮而顯得皺褶有紋及凹凸不平。而嘴唇的兩邊唇角亦因下巴肌肉向上推而向下彎曲,看上去便經常是一個無奈的表情。

面部輪廓長度比例大致可分上中下三部份,亦所謂「三庭五眼」:由額頭髮際線至眉心為上庭、眉心至鼻底為中庭、鼻底至下巴底為下庭。三部份比例長度要相若,輪廓看上去更合比例。以小恩作為例子,她的下庭便顯得短小,而整個面形輪廓因而向橫發展,顯得面部較圓及較肥。

小恩的例子可考慮以注射或手術方法把下巴拉長,從而把面形由橫向變得合乎長度比例,並且做到視覺上把面變小的效果。注射方法最普遍被使用的為大分子透明質酸。大分子透明質酸屬於填充累透明質酸,可被人體分解。由於較為堅挺,有效時間亦比較長,適合下巴填充及拉長項目。另外,生物軟陶瓷塑形劑亦適合注射下巴,它是由氫氧磷灰石鈣(Calcium hydroxyapatite, CaHA)的微晶球(Microspheres),佔容

積30%，其它70%的體積則由膠狀載體組成。以注射或手術方法墊長下巴，亦可同時改善下巴肌肉活躍及內縮的問題。

小恩在了解及平衡各方利弊之後，選擇了以透明質酸注射下巴來改善面形比例及下巴肌肉活躍問題。

不論手術或非手術方法，都涉及風險及併發症，亦並非適合任何人士

美化嘴唇，重質不重量

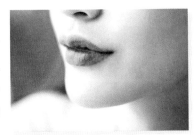

有否留意到，我們的嘴唇也會隨年月而老化，變得較薄，唇紋加深，唇色減少光亮度，輪廓變得模糊，及唇身向口腔內收縮以至人中拉長等。豐盈的雙唇給人年青有活力又性感的感覺，而嘴角上揚則帶給人甜美、開心的感覺。故此，小小的嘴唇卻能直接影響到整體的觀感。

那美化嘴唇有何方法？現今較普遍的方法為注射可被人體分解的透明質酸。亞洲人嘴唇較西方人厚，而唇紋亦相對較少，故以西方的治療方法套用在亞洲人身上並不適合。反而，線條及輪廓的塑造改善更重要，所以是重質不重量。常常聽到的「嘟嘟嘴」及「三顆唇珠」又是什麼？當我們說「嘟」「嘟」的時候，唇部因為發音動作而變得外翹及豐厚，給人年輕可愛的印象。所形容的注射方法，便是模仿「嘟嘟」時的形狀，令雙唇更外翹及豐盈。而「三顆唇珠」，則形容上唇中唇部尖部位置圓渾飽滿，下唇中部故較凹而兩側飽滿，看上去就像上唇一顆珠，下唇兩顆珠一樣。這也是形容透明質酸施打的方法。在考慮接受治療前與醫生溝通是非常重要，並非一式一樣的嘴唇放在任何臉上也漂亮。另外，上唇兩峰呈「M」形的Cupid's Bow（丘比特之弓）及清晰立體的唇邊線等，皆相信能令嘴唇美感加分。

除卻透明質酸外，則有較舊一代，現已日漸式微的自身膠原蛋白注射。注射式的治療大多只有數月不等的效果。常見到的副作用有紅腫、瘀青不適等。較永久的方法可考慮手術，如自體脂肪轉移、人工物料植入、皮瓣手術等。向下的嘴角則可透過肉毒桿菌素注射，或使臉部提升的治療（單極射頻、聚焦超聲波或聚左乳酸注射）去改善。

不論手術或非手術治療，都各有風險，亦非適合所有人士，請向醫生查詢

立體輪廓 - 美感修型

06 豐盈性感的咀唇

認識一對長相與性格都迥異的姊妹。姊姊已年屆四十開外,精明能幹,日理萬機;妹妹則還是青春活力的二十多歲,享受生活,喜愛購物。她們都不約而同感到對於嘴唇的不滿:姊姊厭惡自己的嘴唇,年紀越大唇就變得更薄;而妹妹則相反,擁有豐厚但輪廓不分明的雙唇,令她反感。妹妹喜歡日韓流行的精緻小唇,姊姊則希望雙唇可以豐盈性感一些,她倆想,如果兩人可加起來再除二便完美了。

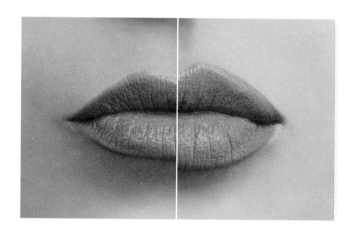

隨著年月漸長,嘴唇也會開始老化。流失皮下軟組織,令唇形變得較薄、唇紅部份回縮,唇亦較多紋及皺摺。上唇的「M」字型丘比特之弓(Cupid's bow)的線條也漸不明顯。而人中亦會較長及模糊。嘴唇色素亦有機會因使用不當的化妝品或紫外線照射而加深。而結締組織鬆弛,及向下提的表情肌肉如頸闊肌較活躍等因素,導致嘴角變得下垂。老化的嘴唇有可能令人不開心、刻薄、老氣的感覺。

如不吸煙、每天使用具防曬成份的潤唇膏等,相信可延緩唇部老化。如果像文中的姊姊,自少已屬薄唇一族,越大越嚴重,可有什麼方法改善?非手術類的方法如皮下填充劑注射(常用的如透明質酸,舊一代的如膠原蛋白等)。注射填充除卻

可改善嘴唇的豐厚度外，唇型、唇弓及人中的線條亦可改善。手術類如注射自體脂肪、唇部放入人工物料如Gore-Tex，甚至口腔皮瓣重建術等等。常見注射治療的副作用如腫、痛、紅、瘀青、初期質感較不柔軟，較少見的副作用如不對稱、發炎、敏感反應等。另外，透明質酸及膠原蛋白會被人體代謝，若要保持效果則需要定期填充。

如妹妹般擁有太豐厚又輪廓不分明的雙唇，又可如何？首先需要評估牙齒的狀況看看是否需要先接受矯正上牙床突出或哨牙等情況。如屬嘴唇本身太厚的話，可考慮手術方法改善。通常會透過隱藏於口腔黏膜內的切口，將上下嘴唇修薄甚至修型，達致較美觀的效果。

不論注射或手術，都有不同的風險及併發症，亦非適合任何人士，有疑問請諮詢醫生

立體輪廓 - 美感修型

07　美化鼻形 點止隆鼻咁簡單

鼻子是臉部的中軸線，一個又挺又直的鼻子，的確可以讓臉容充滿神采。可是鼻子的結構又哪裏只是鼻樑這樣簡單？鼻子美觀與否，除了要考慮鼻樑的高度外，還要整體配合鼻小柱和鼻翼的大小，以及鼻頭的形狀，才可以修飾出完全又自然的鼻形。

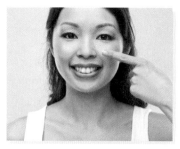

改善鼻形，最怕是出現「木偶鼻」，鼻頭過份加高，與整體面形不配合，看起來突兀異常。香港人的鼻子除了鼻樑偏低之外，另一個問題就是鼻翼過大或過扁，加上鼻頭大，看起來令人覺得笨重，甚至有「插蘇鼻」，令整個臉容看起來呆板平庸。

要改善鼻形，用手術植入假體是方法之一。不過更為香港人接受的，是注射填充物來進行微整形。有些人以為注射填充物只可以加高鼻樑，事實上，這是一種誤解。因為填充物也可以注射進鼻小柱（即鼻孔之間的位置）及鼻尖，令鼻頭變得更挺更翹，適合本身鼻樑已夠高，只是鼻形不夠精緻的人。

對於鼻孔或鼻翼大的個案，用填充物加高鼻尖，其實亦有一定收細鼻翼功能，因為加高鼻尖的同時，鼻翼也會被拉高。不過如果鼻翼過大，又或是有鼻孔朝天問題的人，這種方法的效果就十分有限。醫生會建議這類個案進行鼻翼收細手術，於鼻孔內部開一個小切口，從內拉窄鼻翼。又或是於鼻翼旁切出一個C形的小切口，向內收窄鼻翼。 如果想令鼻子與整體臉形更配合，其實可以同時於內眉骨注射填充物，令內眉骨微微升高，配合已提升鼻樑的鼻子，令整體的輪廓更深邃，眼睛看起來更大。

*不論是接受注射或手術，都具有一定的風險。在考慮是否適合接受上述療程時，
建議諮詢您的醫生*

臥蠶與無辜眼

近年日本和韓國的美學潮流，不論是媒體、時裝、化妝甚至護膚，都深深地影響著香港。「無辜眼」妝便是其中之一。這其實是以化妝方法去模擬或加強眼下的臥蠶部位，看起來眼睛增大、盈盈笑意、表情無辜，所以有人形容為「無辜眼」。從前人們較喜歡眼下平滑無凹陷或凸起，現在能接受及欣賞凸起的臥蠶。

那麼什麼是臥蠶？究竟它是眼袋麼？當我們笑的時候，眼睛的表情肌肉–眼輪匝肌，便會呈輪狀般收縮，形成眼旁的魚尾紋、向下壓的眉毛、及凸起的臥蠶。臥蠶是緊接於下眼睫毛根部，呈條狀的凸起部分，笑時更明顯。而眼袋則位於臥蠶之下的凸起部分。臥蠶是眼肌的一部分，而眼袋則是疝出、鬆弛的眼眶脂肪。台灣有研究所發現，女仕臥蠶的平均厚度約為6毫米，而且稱得上漂亮的臥蠶，須與眼睛大小合乎一定的比例。太大則感覺較浮腫、看來像眼肚／眼袋，而太窄小又不明顯。

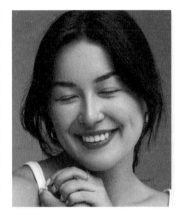

如果沒有臥蠶或臥蠶窄小不明顯的情況，可以怎樣改善？除了化妝外，以注射式治療及手術都可改善。注射可被人體分解的透明質酸以加強臥蠶的立體感，可即時改善，效果約半年至一年半不等，常見副作用為紅、腫、瘀青、不對稱等。手術則有植入人工物料或脂肪轉移，復期較長，亦有手術一般副作用，但較永久。而臥蠶太厚又可改善嗎？可以透過注射肉毒捍菌素，暫時性方鬆下眼輪匝肌以減少臥蠶的厚度及浮凸感，效果一般4–6個月。

不論手術或注射,都有不同風險,亦非適合任何人士，有疑問請諮詢醫生

09 具美感的方程式密碼

在眾多醫美療程當中，注射透明質酸可屬最多人詢問及接受治療的項目之一。很多時候求美者來諮詢前，心目中都已有一個預設的要求。可是這些要求通常僅限於局部位置的改善。例如求美者會要求注射透明質酸以改善法令紋。局部性的意思是指人們通常只看到面部某些位置的改變，如法令紋加深或魚尾紋變得明顯等。其他的問題還有黑眼圈、淚溝、蘋果肌凹陷下垂、嘴角下垂、木偶紋、太陽穴凹陷、鼻樑太扁，下巴太短等。而不能客觀地分析整塊面給別人的印象。主觀地提出局部改善的要求的時候，求美者其實大部份都忽略了或不明白自己真正的需要。

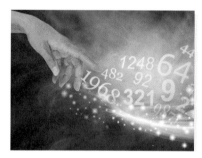

面部給人的觀感及印象，不僅僅是一條眼邊的皺紋、嘴旁的法令紋或蘋果肌凹陷可導致的。繁忙的香港都市人，面容給人的印象可以是「累」：眼圈眼袋明顯、滿面倦容、好像長期睡不夠的樣子。有些面容給人的印象是「愁」：眼尾下垂、嘴角下垂，貌似扁嘴委屈的狀態，給人憂愁或苦惱的感覺。有些則是「鬆」：嘴邊肉下垂、下顎線條不明顯，給人有鬆弛、年老的感覺。有些面孔給人的印象是「惡」：眉毛深鎖、顴骨外露，但本身性格可能是開朗和善。

外國便有整形外科醫生，針對以上求美者的現象，創立以全面性協調的方法注射透明質酸，以達致較自然、和諧的感覺。透明質酸已非純粹為填充凹陷及改善皺摺目的，而是進一步改善以上四種「累」、「愁」、「鬆」、「惡」的情感美學元素。注射的部位亦由單一局部位置，改變為全面多位置策略性地注射。首先透過注射透明質酸來拉提眼尾、中面及下半面部位，以提升整體輪廓及改善鬆弛。第二部則改善下巴比例、下顎線條輪廓。第三步則改善微細部位例如淚溝、法令紋、嘴唇、額頭等。

　　他亦創立以方程式密碼的形式，把注射位置及容量以數學方法表達。好處是可以使注射透明質酸這原本非常多變的項目治療標準化，亦可將治療效果更清楚明確地預測。治療方法在不同人種、性別及膚色亦相對有看得到的改善。壞處是這種密碼式的注射方法使用份量比局部位置注射多得多，而施行這方法的醫生亦要經過訓練及學習才可達致預期效果。那什麼是以八點來提升？這跟時間沒有關係，其實是方程式密碼的雛形，治療原理大致差不多。以治療面部的八個注射點，期望達致提升緊致的效果。只是沒有後來者那麼全面，涉及那麼多注射部位而已。

10 闊面人變V面人？

$Priscilia$ 是位愛美的年輕女仕，擁有長長的微曲秀髮，及令人羨慕的高挑身形。奇怪的是，每次照相的時候總是以頭髮遮掩面龐，又要遷就角度。原來她的面型頗闊，為不想她的闊面形象被攝下來，甚至將相片以美圖Apps調整後才放心上載社交網頁。

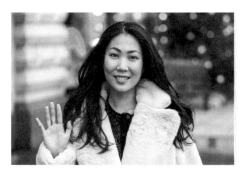

是什麼使我們成了「闊面人」呢？以下為常見三個原因，並且列出改善方法：

✦ 咀嚼肌肥大

第一個常見的原因，亦是東方人最常見的，便是咀嚼肌肌肉肥大。當我們每天進食，咀嚼活動的時候便會使用到不同的咀嚼肌。而當使用過度頻繁，例如經常食零食、香口膠、硬殼果果仁、或晚上有磨牙習慣的人士，都較常見有咀嚼肌肥大的情況。當咀嚼肌肉過大時，看上去面形就會變得方角，亦是俗稱的「國字口面」。

在肉毒桿菌素注射還沒有普及的年代，咀嚼肌肥大及方面形等問題，通常需要通過整形手術的方法去改善，例如削骨及切細肌肉等。自從肉毒桿菌素廣泛使用於醫美治療後，亞洲醫生發現注射於局部的咀嚼肌可以有效改善國字面形，是故現已甚少病人需要接受手術改善了。

肉毒桿菌素注射的有效時間一般為四至六個月，而坊間亦有說法是連續施打可達致半永久效果。其實原理是所有大肌肉當處於長時間休息狀態下，都會呈現萎縮的情況。情形就像一位長期臥床的病人，他的大小腿肌肉由於缺乏活動也會逐漸變得萎縮及纖瘦一樣。

肉毒素注射可以放鬆局部咀嚼肌肉，而不間斷地施打可使其長期放鬆，以達至該局部咀嚼肌肉萎縮及縮小的狀態，引起瘦面效果。連續不間斷地注射一至兩年後，該局部咀嚼肌已長時間處於萎縮狀態。之後如果停止接受注射，局部咀嚼肌是會漸漸變大，但卻甚少可以回復到像未接受注射前般肥大的狀況，所以被稱為「半永久」效果。

✦ 鬆弛下垂

第二個「闊面人」原因，和我們衰老有莫大關係。隨着歲月，除了肌膚會皺紋便都缺乏彈性之外，皮下組織肌肉以致骨骼都會有所變化。面部的皮下脂肪會逐漸流失，引起凹陷；加上結締組織因老化而下垂。面部的軟組織缺乏支撐的情況下，可產生如法令紋、嘴邊垂肉、木偶紋等等情況。

年青時候的面龐是呈倒三角形，可是衰老的面龐，由於軟組織下垂及脂肪流失，則變成正三角形的。由於缺乏支撐引致軟組織下榻，面部造成下半面鬆弛情況。看上去面龐變得寬闊，並給人有大媽面的印象。

針對鬆弛下垂的情況，通常建議各類型的提升治療：

高能量儀器拉提

包括單極或雙極射頻治療(Monopolar/Bipolar radiofrequency)、聚焦超聲波治療(High-Intensity focused ultrasound HIFU)及微針分段式射頻(Fractional micronee-dle radiofrequency)等。上術都屬醫生級別的高能量治療，以熱能將皮下軟組織加熱並製造微小創傷。由於身體具修復功能，熱能引發創傷後激發修復反應，從而製造更多膠原蛋白及達至肌膚提升的效果。針對下半面鬆弛，效果尤其顯著。接受治療後，有效時間大約維持一年至一年半不等。

透明質酸重點提升

注射式的透明質酸皮下填充劑，可被人體分解，並具有生物相容性及低免疫反應的好處。透明質酸由於具有填充特性及支撐力，注射於某些骨骼支撐的位置（例如眉角、側顴骨、耳前、顎骨、木偶紋），可以作策略性地拉提以改善鬆弛，例如下垂法令紋、嘴邊肉、眼眉及眼皮下垂等等。

聚左旋乳酸液態拉皮

本身是白色粉劑的聚左旋乳酸，屬於可被人體降解及生物兼容的合成物質。注射聚左旋乳酸於皮下位置，能刺激自身膠原蛋白增生，從而改善面部凹陷及輪廓下垂。市面上只有一款聚左旋乳酸獲得美國FDA認證，並有多年臨床測試數據及經驗。針對於因脂肪流失而引起的面部軟組織下垂情況尤其有幫助。所以亦被稱為「液態拉皮」

✦ 脂肪型包包面

第三個原因，現時俗稱的包包面，面頰位置的脂肪層豐滿而造成面圓圓的情況。

埋線/蛋白線/玫瑰線/倒勾線/ 螺旋線

含有PDO/PCL/PLLA/PLGA成份的蛋白線，屬於可溶解手術縫線的一種。透過打針方法將可溶線放入皮下，藉着刺激身體修復機制產生新的膠原蛋白支架，從而做到提升緊緻效果。雖然這治療並不是針對面頰脂肪消除，但由於可溶線可將下垂的面部脂肪拉緊及提升，治療後看上去亦可達到V面效果。

口腔抽脂手術

口腔抽脂手術為較永久的治療方法，針對面頰脂肪肥厚情況，以口腔內切口將部份皮下脂肪組織切除。手術后求美者需較注射治療為長的時間恢復。對於合適的人士，手術可以顯得面形更纖瘦，並改善包包面情況。

下顎骨寬闊

除了肌肉、脂肪、及軟組織鬆弛之外，面部的骨骼形狀也會引致「闊面」情況。如果下顎骨過於寬闊，則也會令輪廓有方及闊的情況。以單單注射肉毒桿菌素蛋白是不能有效地改善的。這種情況就需要考慮其他方法，例如加長下巴長度，以比例上拉長面形，改善「闊面」情況。加長下巴可考慮以透明質酸或其他皮下填充劑注射，或用手術方法改善。而下顎骨整形手術（俗稱削骨）亦是考慮方法之一，可是術後恢復期較長，而併發症亦較多。

經過臨床評估後，Priscilla的情況屬於常見的咀嚼肌肥大而引起的「闊面」。在接受了肉毒素注射後的一個月後，漸漸看到了改善，照相也不用遮遮掩掩了。

上述治療各具風險，並非適合任何人士，建議先諮詢醫生意見

立體輪廓 - 美感修型

11 露牙齦與開心笑

活潑開朗的小桃是位大學生,她說話幽默,亦十分愛笑,很受朋友歡迎。可是每次拍照時都不肯面露笑容,原來她大笑時會露出不好看的牙肉,覺得尷尬。有時笑得盡情時小桃甚至會用手掩蓋嘴部,避免別人看到她的露牙肉。

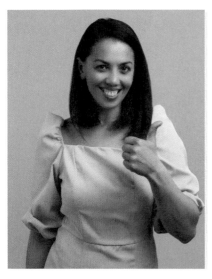

究竟為何有些人大笑時會露出牙肉呢?露牙肉(露牙齦,gummy smile)的定義為自發的笑容時露出牙肉多於3毫米,成因可分為骨骼、牙齒、牙齦、上唇或上唇肌肉引起。骨頭過長,即上顎齒槽骨垂直發育過度,可令牙齒位置較低而產生露牙齦情況。

牙齒過度咬合,令上門牙及犬齒過分突出於下牙,以及牙齦過度發育及與牙齒大小不合比例,亦會衍生露牙齦問題。如果上唇長度過短、或上唇提肌的能力過度活躍,都會使我們大笑時令上唇過到上縮,而露出牙齦。

小桃之前已接受過牙齒矯正治療,牙齒變得整齊。而露牙肉情況仍需靠下一步的手術才能改善。小桃並不考慮接受手術,因為復原時間太長。而她的露牙齦的情況是由於上唇過短及肌肉過度上縮而引致。小桃的情況,是可透過注射肉毒桿菌蛋白、及注射透明質酸作出暫時性改善的。

在香港,分別有五種已獲註冊的肉毒素蛋白,皆為type A類型。純化的肉毒桿菌素蛋白會跟神經末梢結合,抑制神經末梢分泌乙醯膽鹼(acetylcholine)。由於阻斷了神經訊號的傳遞,使肌肉暫時性無法收縮,從而改善動態紋。效果維持四至六個月。

當我們笑的時候，幾組肌肉會收縮並向將上唇提升，包括上唇鼻翼提肌、上唇提肌及顴小肌等。如果肌肉收縮過度，或上唇過短，則會在笑的時候露出牙肉。透過注射肉毒桿菌素蛋白於這三條肌肉的交匯處，可暫時降低上唇提升的幅度，從而改善露牙齦情況。另外，注射皮下填充物例如透明質酸於法令紋接近鼻翼位置，可以把上唇位置降低，亦可改善露牙齦情況。

小桃考慮先以肉毒素注射改善，在注射肉毒素桿菌蛋白後並回來複診，露牙齦情況有所改善。小桃現在可以盡情大笑，拍照也不用遮掩嘴唇了。

不論手術或非手術方法，都涉及風險及併發症，亦並非適合任何人士

12 額頭，齊齊露出來吧

額頭於微整形項目來說，是常備受忽略的一環。可是額頭卻佔上我們面部大約三分一的空間；不論男女，擁有一個飽滿、平滑無紋、光澤感的額頭，相信能令整張面看上去更年青、順眼。

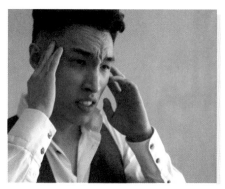

認識一位身型高大的男模，擁有型格的單眼皮，高而挺直的鼻樑，實屬英俊一族。可是他不論工作時或與朋友聚會時，從不露出他的額頭，常用劉海遮掩或用鴨舌帽隱藏。原來，他的額頭凹陷不平，額紋亦非常深，顯得額頭較低且窄。另外一位中年男士，雖保養得宜，卻被他那凹入的額頭及深深的額紋出賣了他的年齡。

不論是先天性的額頭凹凸不平或因歲月、過度減重而引致的皮下脂肪流失，都可考慮用填補方法令額頭更飽滿、平滑。非永久的填補方法，有透明質酸、生物軟瓷皮下填充劑、新型PCL微晶球填充劑及聚左乳酸注射。透明質酸可達致即時的飽滿效果，維持半年至一年不等；而聚左乳酸則要等身體製造新的膠原蛋白，效果要數星期至數月才達致理想，但能維持25個月以上。兩者都能被人體分解，常見的副作用如瘀青、水腫、泛紅、不適、不平滑、皮下微粒微塊等。較永久的方法可考慮，自體脂肪轉移手術、植入矽膠、膨體(Gore-Tex)等手術。而較深的額紋亦大多能透過豐額治療而改善，可是，仍大多建議定期接受肉毒桿菌素注射於額頭，以保持注射物的平滑度，以預防平滑紋加深。擁有飽滿平滑的額頭，便無懼露於人前了。

*不論非手術還是手術治療，皆有不同風險及併發症，
亦非適合所有人士，有疑問請諮詢醫生*

13 是頸出賣了你？

有人說，要看出一個人的年齡，先要看他／她的頸及手的皮膚。頸部的皮膚比面部還要薄，皮脂腺分泌亦較少，所以同樣（或更快）會老化。愛美的人士可能擁有完美的臉龐，非常注重面部的保養，可是被忽略而老化的頸部卻會出賣他／她年齡的秘密。

怎樣稱得上是年輕的頸部？埃及女皇納芙蒂蒂Nefertiti擁有線條清楚而美麗的頸部，現今其中一種針對頸部下垂的肉毒桿菌注射，也是以她命名。有學者曾提出，美麗年青的頸部，有以下條件：

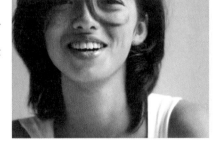

- 下頜的線條(Jawline)清晰分明

- 頸中部的舌骨及甲狀軟骨線條清晰可見

- 胸鎖乳突肌(Sternocleidomastoid Muscle)線條分明

- 頸頜角（下巴底與頸形成的角）為105–120度

簡單總結，頸部沒有下垂、贅肉、脂肪聚積，皮膚緊緻無紋則為年青美麗。那老化的頸部是怎樣的？皮膚開始鬆馳，缺乏彈性，頸部橫紋加深、火雞頸浮現，一顆顆的瘜肉出現等等。新陳代謝減慢，以及包圍脂肪的筋膜及韌帶開始鬆馳，引致脂肪累積到地心吸力影響的部位如雙下巴、嘴邊肉(Jowl)等。而頸闊肌(Platysma muscle)因為長年累月的肌肉收縮，及頸部皮膚／皮下組織流失而變薄等因素，導致垂直而凸出的肌帶(platysma band)出現，在頸部收縮動作時更明顯。幾種情況漸漸出現，形成俗稱的「火雞頸」。

要防患於未然，便要及早做好頸部的保養。如每天塗上防曬，注意保濕及塗上潤膚霜，適當使用含有抗皺成份的外用品如含有維他命A或其衍生物，或抗氧化的維他命C等。避免長期收縮頸部肌肉的不良姿勢，減少紋路的產生。

立體輪廓 - 美感修型

　　早期的老化，可考慮分段激光，單極射頻儀，聚焦超聲波儀等，不同程度地改善皮膚、皮下組織鬆弛情況。下垂收縮的頸闊肌及其肌帶可透過注射肉毒桿菌素暫時改善。較嚴重的情況，則可考慮手術方法如雙下巴抽脂，頸部除皺拉皮等。

*不論非入侵性，微創或手術療程都涉及不同風險及併發症，
亦非適合任何人士，有疑問請諮詢醫生*

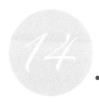

Jawline Definition - 下頷線要清晰

疫情消退，口罩令已取消。人們生活消費開始回復正常，食飯、去旅行、出席 event等社交活動漸見頻繁。人們的下半面終於可以露出來了。因此，越來越多人詢問及關注下半面的輪廓緊緻度。社交媒體及自媒體成為人們生活不可或缺的一部份。人們亦非常關注自己在社交媒體上的形象，Selfie或拍照時面部輪廓要顯得纖細又要上鏡，開始追求清晰明確的下頷線(Jawline)。

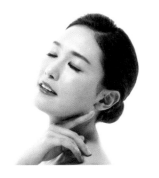

如擁有線條清晰的下頷線，能帶給人的印象是面容輪廓分明、年青有活力、緊緻的感覺。不清晰的下頷線，則容易被看成面部與頸部分界不明顯、面頸連成一片；嘴邊肉鬆弛下垂或下顎骨縮小，會引起的下頷線呈現波浪形情況。這些都會使人看來比較臃腫、鬆弛、較實際體重為肥胖，甚至顯得老態。

Jawline 不清晰有以下原因：

面頰脂肪及頦下脂肪(雙下巴)(Submental fat)比較豐厚

Jawline部位因較為厚的皮下脂肪掩蓋，使輪廓不分明。而遺傳、體重變化、年齡漸長等原因，均會影響面頰脂肪及頦下脂肪分布及比例。

✦ 改善方法

雙下巴

- (FDA)批准去氧膽酸(Deoxycholic acid)永久性溶脂注射
- 無創冷凍溶脂儀
- 手術抽脂

面頰脂肪

- 高能量無創收緊儀器例如單極射頻、聚焦超聲波拉提、微針射頻
- 埋入可溶線
- 以密碼手法注射透明質酸達致拉提效果
- 手術抽脂

皮膚，皮下脂肪及淺表肌腱膜SMAS layer鬆弛

當我們漸衰老時，具支撐力膠原蛋白，及有柔軟度及張力的彈性蛋白elastin的製造和密度均會減少。皮膚缺少健康具彈性的結締組織，慢慢地便浮現皺紋、鬆弛等情況。而較深層的「淺表肌腱膜」的膠原蛋白量逐步減少，令皮膚的連繫力變差，引致嘴邊肉下垂，下頜線呈現波浪形 。

改善方法

- 高能量無創收緊儀器例如單極射頻、聚焦超聲波拉提、微針射頻
- 注射具膠原自生作用的針劑
- 埋入可溶線
- 以密碼手法注射透明質酸達致拉提效果等

頸闊肌Platysma muscle 過度活躍

頸闊肌(platysma muscle)因為長年累月的肌肉收縮，及頸部皮膚/皮下組織流失而變薄等因素，導致垂直而凸出的肌帶(platysma band)出現，在頸部收縮動作時更明顯。幾種情況漸漸出現，形成俗稱的「火雞頸」。

改善方法

- 肉毒桿菌素注射於頸闊肌及肌帶位置（埃及女皇Nefertiti注射法）
- 高能量無創收緊儀器

下顎骨細小而顯得下巴短及內縮

下巴因下顎骨細小而顯得短及內縮。這與遺傳，衰老，骨質流失有關係。下巴因為短小的關係，當雙唇需要緊閉時，下巴肌肉需要比平常人更用力向上收縮才能做到緊閉嘴唇的效果。下顎骨較細亦不能做到承托軟組織效果，令jawline 及雙下巴較為鬆弛。

改善方法

- 以密碼手法注射透明質酸，重塑下巴、Jawline輪廓，及使下半面拉提
- 注射針劑（透明質酸、膠原自生針劑）把下巴拉長，重塑Jawline輪廓
- 肉毒素蛋白注射，改善下巴肌肉收緊情況，從而使下巴拉長及放鬆
- 手術方法墊長下巴，亦可同時改善下巴肌肉活躍及內縮的問題

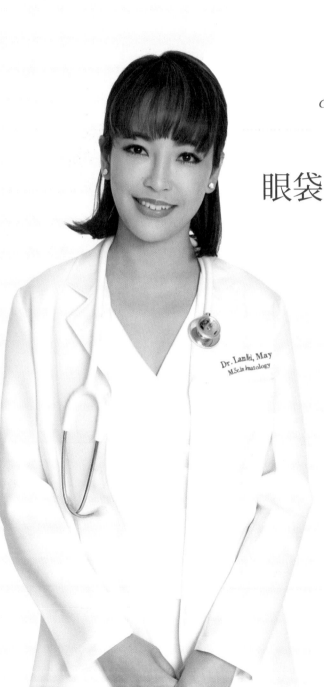

第
四
章

眼袋與黑眼圈

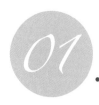

01 黑眼圈怎處理?

黑眼圈怎樣處理?相信是很多都市人的心聲。因為市場上有太多護膚品、家用儀器、美容療程等都聲稱可以改善黑眼圈,但未必每個人都合適。

解釋何種方法改善黑眼圈前,先解釋黑眼圈的成因。眼周肌膚是全面最薄的部位,當皮下脂肪流失,皮膚因衰老而變薄,都會引致黑眼圈。簡單易明的分類方法為:

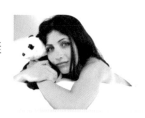

凹陷的淚溝型

於燈光從頭頂方向照射時最為明顯,例子是乘搭港鐵時留意一下幕門的倒影,黑眼圈會更為明顯;或者女士們發覺使用遮瑕產品不能有效地遮蓋眼圈時,通常屬於淚溝型。因為皮下脂肪流失,引致凹陷及陰影,令人產生黑眼圈的感覺。那麼護膚品有效麼?對淚溝型的黑眼圈來說,作用微乎其微。

✦ 建議改善方法

- 針對流失的脂肪作填充性的治療,可考慮注射透明質酸或聚左乳酸。
- 手術方法:自體脂肪填充、眼袋脂肪轉移等。
- 有提升作用的無創性儀器,亦可透過軟組織的提升而改善眼下的凹陷。

色素沉澱型

啡黑色的眼周肌膚,除卻在下眼瞼外,亦會出現在眼頭、眼尾、甚至是上眼瞼部位。對比起面部其他部位的肌膚明顯較深色至均勻。相信與敏感性問題有些關連,如鼻敏感、濕疹、接觸性皮炎等。因為不同原因的發炎,可能引起色素沉澱及黑眼圈。

✦ 建議改善方法

- 外用的美白產品

- 激光 / 彩光治療

- 果酸換膚及分段式激光治療

眼肌型

當我們沒有表情時黑眼圈並不明顯，可是大笑時則眼下有如小蠶蟲般突出的眼肌（又稱「臥蠶」），令眼肌下出現凹陷、陰影及黑眼圈。針對眼下肌肉的過度活動而引起的眼圈，外用的產品同樣對肌肉放鬆的幫助不大。

✦ 建議改善方法

- 肉毒桿菌素注射以放鬆眼肌

眼睛皮膚變薄

眼睛周圍的皮膚，是我們全臉最薄的部位，當年紀漸長，外來因素如紫外線、吸煙、作息習慣、飲食等影響，皮膚的真皮層逐漸變得較薄，皮膚骨膠原亦加劇流失，造成眼睛附近皮膚更脆弱，眼睛下方藍藍紫紫的微細血管及黑色素更顯現，幼紋亦會增加。

✦ 建議改善方法

- 接受激光及能量儀器的療程；使用目標為色素的激光，有助改善面部的顏色問題如黑眼圈、色素沉澱（如暗瘡印等）、色斑、微絲血管等等。可是，治療普遍要數次以上才有較顯著的效果。

- 某些激光如分段激光，有助改善皮膚老化變薄的問題
- 某些能量儀器如射頻Radiofrequency等，可通過在皮下組織產生熱能，從而刺激皮膚的膠原蛋白增生，以改善皮下血管擴張的問題。

  不同治療涉及不同風險，亦非適合所有人士，請向專業人士查詢

眼袋？臥蠶？

朋友甲是一名型男，擁有打扮品味，對生活質素亦有要求。樣子年輕的他，上次見面時笑說，將來他的眼袋日漸增大時，定必會來找我。眼袋在他看來，非常顯老，亦有違「型男」形像。可是，當我細看他一雙稍見疲倦的眼睛時，發覺他的眼袋根本不明顯。

朋友甲笑笑地問：不是眼袋嗎？當他笑的時候，所謂「眼袋」就更加突出明顯了。其實他的情況是下眼瞼的肌肉肥大引致，醫學上稱為「下輪匝肌肥厚」，或相學上稱之為「臥蠶」。當我們笑的時候，呈車輪狀包圍著上下眼瞼的「眼輪匝肌」便會收縮；眼外側的眼輪匝肌收縮可引起魚尾紋；而下眼瞼收縮則可引起一條沿著

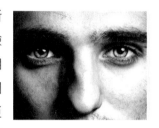

下眼線位置，圓條狀的突出物，據稱因看上去就像一條橫臥的肉色蠶蟲，故稱為「臥蠶」。在某些國家（如日本及韓國），他們視「臥蠶」為受歡迎的面相，所以不單不介意，有些愛美的女士更會要求製造「臥蠶」！

我們面上的老化，最早可見的痕跡會在眼部周圍發生，因為眼瞼皮膚是臉上最薄的部位。當皮膚老化鬆弛變薄，眼輪匝肌因表情習慣而變得肥大，及皮下脂肪和軟組織流失等因素影響，臥蠶亦漸變得明顯。當然，亦有不少是本身眼肌肥厚，年少時已出現臥蠶的情況。針對臥蠶情況，有任何方法改善呢？較簡單的方法，可以考慮肉毒桿菌素注射，暫時性放鬆下眼輪匝肌，令求美者在笑及「咪眼」等動作時眼下肌肉不會因收縮而隆起，效果大約維持4-6個月不等。

另外，亦可考慮注射小分子的透明質酸於臥蠶以下，暫時性局部改善及平滑臥蠶下的分界線和紋路。較永久的方案可考慮下眼瞼手術，把眼肌肥厚部份以及鬆弛多餘的皮膚切除，亦可同時改善眼袋脂肪的情況。

*不論是手術還是非手術治療，都涉及不同程度的風險、副作用及康復期，
亦非適合所有人士，請諮詢醫生意見

眼袋與黑眼圈

03 疲累眼與輕熟女

眼睛週圍的皮膚，是全面最薄的地方。所以最早的皮膚老化如幼紋、鬆弛、變薄等等會於眼周出現。眼旁的魚尾紋、眼下幼紋/格仔紋、眼肚、眼袋、黑眼圈、眼尾下垂、上眼皮凹陷等等，都是女士最不想見到的情況。輕熟女保養得宜，皮膚白滑緊緻，可是眼睛卻容易出賣了她們的真實年齡，甚至很多時候，單靠化妝也不能改善。

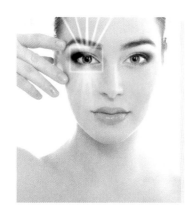

早期的「疲累眼」，常見有輕微眼袋、淚溝、眼下細紋等問題。淚溝指的是下眼眶的皮下脂肪及骨架，因歲月而流失及變化，形成下眼眶凹陷，當光線從上而下照射時，下眼眶因凹陷而引起黑色陰影，令雙眼看起來有深深的黑眼圈。相反，眼袋則是因為鬆弛而凸起的眼眶脂肪，通常與淚溝一起出現。要處理早期「疲累眼」問題，建議是考慮先以眼部電波拉皮（單極射頻儀）以改善幼紋、鬆弛、眼皮輕微下垂等問題，再配合聚左乳酸及透明質酸注射於太陽穴、中面、淚溝及蘋果肌部位。聚左乳酸能刺激膠原蛋白增生，以液態方法去提拉面部鬆弛，並能改善淚溝及遮掩眼袋。精細部位如淚溝、眼旁幼紋等則適合用少量、小分子的透明質酸注射去改善·

較嚴重的「疲累眼」，除卻上述問題外，還有深而長的魚尾紋、眼眉下垂、眼皮鬆弛及下垂，上眼皮凹陷等等。建議是眼部加上全面的電波拉皮，把額頭及太陽穴緊緻，從而提升眼眉位置。加上如上段提及的注射治療，亦可考慮使用肉毒桿菌素注射於眼週，減淡魚尾紋及提防靜態紋加深。針對上眼皮凹陷的問題，打考慮使用鈍針(cannula)，並使用少量、小分子的透明質酸填補及改善。

以上治療屬非永久性，有不同風險，亦非適合所有人士，有疑問請諮詢醫生

有需要割眼袋嗎？

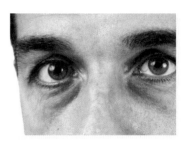

陳先生30出頭，努力工作，生活稱心滿意。唯獨他經常被身邊朋友親戚們關心及問候，因為他看上去經常睡眠不足，又很疲倦的樣子。其實陳先生並沒有疲勞過度，只是眼下位置常掛着兩個頗大的眼袋，令人看上去疲倦不夠精神。

為何我們會有眼袋？

隨着歲月流逝，眼簾的結締組織、脂肪位置、骨骼形狀、皮膚鬆緊等等都會隨之而改變。原本保護眼球的眼周脂肪，因為緊緻的結締組織而保持在眼隔膜中的固定位置。可是隨着隔膜的結締組織鬆弛老化，眼周脂肪便有機會疝出而引致凸起，形成眼袋。除此之外，亦要排除病理上原因引致眼袋，例如甲狀腺機能亢進症引起的凸眼情況。其他引起眼瞼水腫的情況，例如心臟功能衰弱、慢性過敏、接觸性皮炎、自體免疫力病等等。

眼袋的處理方法

✦ 非手術處理方法

可考慮注射皮下填充劑如透明質酸、刺激膠原自生的聚左乳酸、或其他非永久性填充劑，例如新類型PCL微晶球填充劑，市場俗稱少女針。凸起的眼袋與中面的凹陷（淚溝）位置，容易造成銜接上面的不平復感。而使用皮下填充劑填補凹陷後，能改善及撫平淚溝，減少陰影，令下眼瞼至中面的線條更平滑。下眼瞼看上去較光亮，並且掩蓋突出的眼袋部分，使眼袋輪廓不明顯。皮下填充劑需要定時填補，會被人體分解，有一般注射的風險及副作用。

眼袋與黑眼圈

較為輕微的眼袋，可考慮使用無創性拉提儀器，例如電波拉皮或超聲刀等，使下眼瞼皮膚緊致及收緊，減少眼袋的浮腫感覺。

如屬肌肉型「眼袋」的「下輪匝肌肥厚」或「臥蠶」的情況，則可以注射肉毒素蛋白於眼下肌肉位置，便可有效地改善眼輪匝肌肥大凸出問題。效果維持四至六個月不等。

手術處理方法

如果眼袋情況較為嚴重，或選擇較永久的解決方法，可考慮接受下眼簾手術。而常見的眼袋手術有以下兩種：

內開法（經眼結膜切除眼袋術）

內開法較適合年輕的人士，好處是傷口處於眼結膜內，表面並無疤痕可見。手術亦保留了完整的下眼簾皮膚、肌肉、及隔膜等組織，較少機會引起眼瞼外翻等併發症。康復時間亦相對較短。

外切法（經皮膚切除眼袋術）

外切法則較適合年長亦擁有鬆弛皮膚的人士。由於手術由皮膚外切口，可同時摘除眼袋脂肪之外，把鬆弛多餘的皮膚、肥大的眼輪匝肌等組織一併切除。可是這方法康復時間較長，亦有造成可見疤痕及眼簾外翻風險亦較高。此外，亦有其他手術的風險，如麻醉有關的併發症、發炎、眼乾、瘀青、水腫、左右不平衡等等。

究竟自己是否有眼袋、眼袋是屬於什麼類型、眼袋的嚴重性、有沒有連帶的皮膚鬆弛及肌肉肥大問題？本身健康情況適合做手術嗎？如有眼袋究竟適合何種方法處理？有多久的康復時間可以預留？這些都需要親身給醫生評估，並與醫生作出詳細的討論。

非手術或手術治療都有相關風險及副作用，在考慮接受治療前建議先了解清楚

凹陷的上眼皮

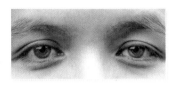

認識一位書卷氣質的朋友，她眼睛大而輪廓深，自小已是大家公認的美人。自數年前生育過後，開始發現自己看上去越來越憔悴消瘦，可是體重卻沒有變化。原來是她的面容比年輕時較凹陷，尤其於她上眼皮的位置。疲倦的時候，更會在她的雙眼皮摺痕上跑出了高高的第三摺眼皮，看上去更像骷髏骨頭。那麼上眼皮為何會凹陷了？

有部分的患者是因為脂肪流失，導致上眼皮的皮下脂肪變薄及凹陷，甚至下眼皮亦同時變薄而出現淚溝情況。另外有些人士是因為懸吊著眼球的結締組織因年月而鬆弛，令眼球下沉並導致下眼瞼有眼袋疝出。由於眼眶脂肪是連成一體的，當脂肪向下凸起時，上眼皮的脂肪便會凹陷起來。還有一種情況是，上眼瞼因老化或其他原因引起下垂，導致該邊的眼眉不自覺地揚起（代償性）。因拉起眉下的軟組織，導致眼窩凹陷。

除了上眼瞼下垂外，其他兩種都可考慮以非手術方法改善。非手術方法為注射可被人體分解的透明質酸，並建議以小分子、小分量，填補於皮下位置，以改善上眼皮凹陷。好處是恢復期短，傷口只是針孔大少，可隨填充物漸漸流失而恢復原狀。短處是有效期只有數月至半年，要保持效果則需定期施打，價錢亦較昂貴。如果施打不佳或透明質酸分子過大，亦有機會引起凹凸的情況。

除了透明質酸外，其他如聚左旋乳酸或生物軟瓷成份Calcium Hydroxylapa-tite(CaHA)皮下填充劑都並不適合用於上眼皮。近年推出的具有定量注射功能的針劑設計，所用的物料越精確便越理想，能令醫生更準確地控制施打的分量，減少凹凸不平的情況。因為在這樣微細的部位，所用的物料越精確越理想，差之毫釐，便謬以千里了。施打時可考慮用鈍針(cannula)，減低瘀青水腫及減少對上眼皮組織的破壞。

以上資訊只屬參考，有疑問請詢問醫生

眼袋與黑眼圈

06 長年戴隱形眼鏡會導致眼瞼下垂?

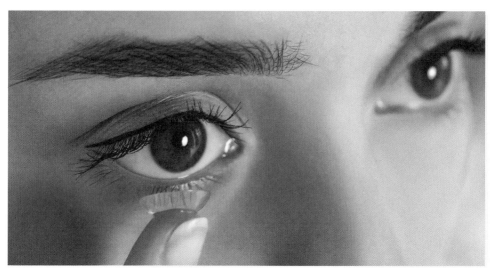

朋友甲是位中年事業女性,平日裝扮得大方醒目,面上的妝容一絲不苟。原來她是一個「大近視」,自17歲起便因為工作需要每天佩戴隱形眼鏡。由最初的硬性隱形眼鏡到軟性隱形眼鏡,以及近年的即棄式的她也經歷過了,少說也有大約30年經驗。最近,她感覺到雙眼無神,上眼皮好像沒有睡飽的樣子,尤其是其中一邊的眼皮好像遮掩了半隻眼睛,睜也睜不開。她去了眼科醫生求診,發現一邊眼睛有眼瞼下垂的情況,並建議接受手術治療。

怎樣才稱為眼瞼下垂?當雙眼水平視線正望前方時,正常眼瞼蓋住瞳仁約1-2毫米之內,當上眼瞼的邊緣較低而遮蓋較多部份於黑色瞳仁(眼角膜)時,則稱為眼瞼下垂。眼瞼下垂分為先天性與後天性,後天性的因素有神經病變、肌肉病變、外傷、機械性等等,亦可因為提瞼肌異常引起。我們的上眼瞼之所以能夠張開,其實是靠提瞼肌及其肌腱收縮提起來完成。當提瞼肌位置鬆脫時,便會引起眼瞼下垂的情況。這種情況常見在老年人身上,因提瞼肌退化及變薄而引起老年性眼瞼下垂。為

何年青的一群也有提瞼肌鬆垂而引起的眼瞼下垂呢？原因可能是佩戴隱形眼鏡。去年在韓國一間整形眼科中心作交流訪問時，得知當地有不少約30–50歲的女士，因後天性的眼瞼下垂接受糾正手術。韓國醫生說，當中有不少曾有佩戴硬性/軟性隱形眼鏡的歷史；而日本的研究，則在一群30–60歲的眼瞼下垂的病患者與健康自願者比較，發現佩戴硬性隱形眼鏡者患上眼瞼下垂的風險，比沒有佩戴的人士高20倍。最近有個加拿大的研究，找來了一批中壯年（18–50歲）有眼瞼下垂的病患者，發現有83%有曾佩戴過硬性軟性隱形眼鏡的歷史。

　　研究人員推論，佩戴及脫除隱形眼鏡時，或會因重覆拉扯上眼瞼及在拉開眼皮時強力的眨眼及其他動作，導致脆弱的提瞼肌及其肌腱膜過度伸展以至鬆馳及鬆脫，引起眼瞼下垂。而脆弱的組織其實不只是提瞼肌，眼部皮膚也是全面最薄的部份。可以想像，當上述重覆性動作發生在薄弱的眼部皮膚上，也可能導致眼部皮膚鬆馳、皺摺增加、皺紋等情況。所以，戴上隱形眼鏡時動作盡可能溫柔輕力，並減少拉扯及拉扯時眨眼等動作，相信可減少或減慢眼瞼下垂的產生。

以上資訊只屬參考，如有疑問請請教醫生

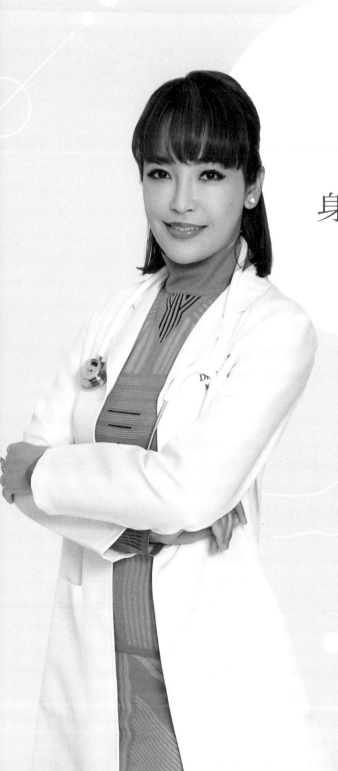

第
五
章

CHAPTER 05

身體纖型

BMI 計算方法

亞洲成人體重定義	體重指標 Body Mass Index (BMI) (kg/m²)	腰圍(cm)
體重過輕 Underweight	BMI<18.5	
體重適中 Normal	BMI 18.5–22.9	男性：≤90cm 女性：≤80cm
體重過重 Overweight	BMI 23–24.9	
肥胖 Obese	BMI ≥25	

$$\text{體重指標 BMI} = \frac{\text{體重 Weight （公斤 Kilogram）}}{\text{身高 Height （米 meter）} \times \text{身高 Height （米 meter）}}$$

*參考資料：World Health Organization Western Pacific Region for Aslan adults

填充加防曬 雞爪變玉手

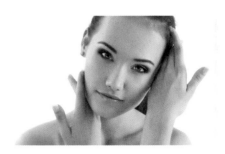

歲月總是在我們身上留下痕跡，除了臉皮會鬆弛外，纖纖玉手同樣經不住歲月摧殘。當手部皮膚慢慢鬆弛、乾枯，會形成俗稱的「雞爪手」。很多人往往忽略了手部保養，到了一定年紀，才發現乾枯的玉手悄悄出賣年齡秘密，十分尷尬。

我們先了解一下「雞爪手」的成因。隨年紀漸長，手背的皮下脂肪會流失，皮膚緊貼筋骨，令手指骨變得明顯。尤其是本身已偏瘦的女士，情況就更顯眼，變得青筋暴現，關節粗大，令人覺得不夠飽滿或衰老。

紫外線也會影響雙手給人的感覺，它會破壞皮膚的骨膠原，引起細紋，同時令手部皮膚變得深色、起斑，令人有蒼老之感。特別是長年開車的女士，雙手每天都會被陽光照射一段時間，更會加速皮膚老化，甚至雙手也會「鴛鴦色」。

要處理「雞爪手」，可從基本護理做起。如每天塗護手霜，同時為手部塗防曬，防止問題進一步惡化。對於皮下脂肪流失嚴重的個案，可以注射填充物來撐起手部皮膚，令雙手顯得光滑細嫩。填充物有很多不同種類，如自體脂肪移植就最自然及持久，不過移植後脂肪不一定全數存活，因此可能要做三次或以上手術。透明質酸就可維持半年至一年半，而生物軟瓷成份Calcium Hydroxylapatite(CaHA)皮下填充劑效果較與透明質酸持久，不過它並沒有溶解劑，一旦不滿效果，就須等它自然被身體吸收才可還原。聚左乳酸可刺激骨膠原生長，同樣可用於手部，而且更可令皮膚彈性增加。

不論是何種微整形療程，都具一定風險，
在考慮是否適合接受上述建議時，請諮詢您的醫生

身體纖型

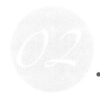

大腿上的橙皮紋

荷里活影星珊迪娜布洛(Sandra Bullock)曾公開承認過她擁有橙皮紋,並說人人都有橙皮紋,而她不是唯一的一個。她那散發著自信的魅力使我非常欣賞,可是我還是不願意看到橙皮紋出現在自己的身上。

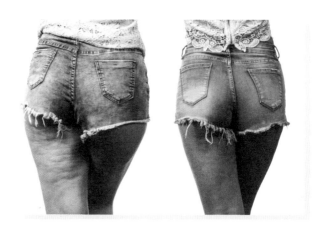

什麼是橙皮紋(Cellulite)?這是指正常在大腿、臀部、盆骨部位,下腹等位置出現的皮膚凹凸不平的外貌;而凹凹凸凸的樣子就好像橙皮一樣,故被稱為橙皮紋。據外國調查發現,多達85%青春期過後的婦女擁有不同程度的橙皮紋,不論肥瘦都一樣有機會,但超重人士出現橙皮紋的機會會高一點。另外,懷孕、授乳、月經期間或服用避孕藥的婦女亦有較高機會擁有。

為何會有橙皮紋出現?原因眾說紛紜,有說是荷爾蒙和雌激素、胰島素甚至是甲狀腺素的影響;有的說是遺傳因素如種族,脂肪分佈比例、淋巴及血液循環不良等。當然,都市的日常生活模式也可能是主因之一,如高脂高糖高鹽低纖飲食,長期坐或站立的姿勢,缺乏運動,吸煙或穿著太緊身的衣物於臀部附近等。在皮膚與

肌肉之間有纖維組織連繫（纖維縱隔），當處於纖維縱隔之間的脂肪細胞漸漸膨脹時，水分亦因循環不良而累積，脂肪便會鼓出。而隨年月鬆弛的纖維組織未能承托突出的脂肪組織時，就會形成橙皮一樣的凹凸坑紋。

橙皮紋如已出現了怎樣辦？首要任務是改善生活習慣，持之以恆地每周起碼3次、每次半小時以上的帶氧運動；增加飲食中的纖維比例（蔬菜、水果、高纖五穀類）及減少脂肪、糖、鹽的進食；避免長期處於坐 / 站立的不良姿勢，工作休息期間可多作舒展動作；亦避免穿太緊的束衣或褲等等。

外用的去橙皮紋霜，雖然五花百門，但大部份都未確定其有效性。常見的有效成份如Aminophylline, Methylaxanthines, Pentoxifylline, Retinol等等。原理是通過改善血液、淋巴循環、抑制脂肪增長及真皮層厚度增生等以改善橙皮紋。需注意的是，外用成份有可能會導致皮膚過敏，應在使用前先於手臂等部位測試反應，亦因去水腫等效果屬暫時性，如要效果持續則需要不斷使用。

除改善生活習慣及外用品外，亦可考慮一些認可有效的醫療儀器以改善橙皮紋。常見的技術如吸嘬 / 真空、滾輪按摩、熱能輸出（如單極或雙極射頻，紅外線，激光、冷凍技術、聚焦超聲波）、針對脂肪細胞壁滲透的激光，或針對脂肪細胞內脂肪加熱的激光等等。不同儀器的原理，大致上亦為減少脂肪層厚度/脂肪細胞大小；減少脂肪水腫及改善纖維組織的鬆弛等。手術方法則有抽脂、激光溶脂等。

不論是非入侵性儀器，或手術治療，都涉及不同風險及併發症，
亦非適合所有人士，有疑問請諮詢醫生

好好管理新陳代謝

新陳代謝人人不同，點樣先至係健康？

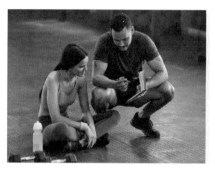

大家都說，新陳代謝速度隨着年紀而變得越慢。有些朋友年青屬於時食極都唔肥的體質，到中年後開始容易發福。自問並沒有比年青時食得更多，為何比較容易發胖？是否新陳代謝率的關係？又為何有些人就是比較不容易發胖呢？那麼如果我們提升新陳代謝率，是否能達致減肥效果呢？

究竟什麼是新陳代謝？其實是估算我們每日需要的能量消耗。計算新陳代謝的最基本的單位為休息代謝率(Resting Metabolic Rate)，反映了個體在最基本的維持生理活動例如心跳、呼吸、血壓等等所需要的能量代謝水平。這是佔全日能量消耗的60–75%。進食時也會消耗能量，所佔全日能量消耗水平的5–10%。其餘則為日常活動或運動引起的能量消耗。

休息代謝率的多少與年紀、性別、體內脂肪比例，體內非脂肪比例有關。性別也有差別，女性是略低於男性。不同年齡也有不同，20歲以後，基礎代謝率或休息代謝率會隨著年齡增長而逐漸下降，這或許跟體內的非脂肪（肌肉）淨重量減少有關。其他影響代謝率的還有甲狀腺水平、家族遺傳、身體基本溫度及女性經期變化等等。

那經常使用的減肥方法例如節食及做運動，會否影響新陳代謝率呢？原來，節食是會把我們的新陳代謝率降低。外國研究發現，志願者在進食低於1000卡路里的節食期間，休息代謝率會降低。因為節食期間除了令體內脂肪減少外，亦會流失肌肉重量。身體的肌肉淨重減少時會直接減低休息代謝率。另外一個可能性是，因進食

減少而得到的能量亦減少，身體可能從而啟動保護機制，透過降低休息代謝率而減少能量消耗。

那麼做運動是否就可以提升新陳代謝率？外國研究發現，在節食期間亦有進行運動與沒有進行運動的比較，有進行運動的人士新陳代謝率的跌幅比較少。運動亦有分帶氧運動及負重運動，只進行帶氧運動的志願人士的新陳代謝率跌幅比有做負重運動的多。這代表，有進行負重運動的人士對節食引起的肌肉流失率速度較為減慢。從而這些人士相對能夠保持新陳代謝率。

新陳代謝怎樣先至是健康呢？重點在於不能過度節食，尤其是進食低於每日1000卡路里的攝取量。因為過度節食會減慢新陳代謝率，從而取消了因做運動而帶來的好處。進食比原本新陳代謝率需要的少15–20%，可達致逐漸的減重效果。另外，運動亦為非常重要的一環。每週三次的帶氧運動，並逐漸增加頻率及運動難度。另外亦要加強負重運動的訓練，增加肌肉厚度及淨重量。透過不同種類的運動而盡量保持休息代謝率不變。所以要管理好新陳代謝，就能好好管理體重，以減低因過重而引起的各種都市慢性病。

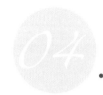

04 怎樣減肚腩？

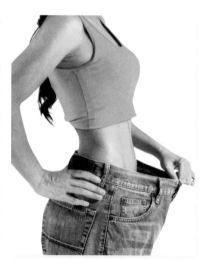

有一部本地跳舞青春電影，爆紅了一句對白：「How far you can go for dance?」原來，人們除了為理想爭取外，為減肚腩也可以去到「很盡」。英國 The Guardian曾報導了一個當地UWE大學的問卷調查，受訪的394位平均40歲的英國男士表示，最為他們介意的身形情況是「啤酒肚」及缺乏肌肉線條。有35%的被訪者願意用他們生命中的起碼一年(一年至十年以上)，去換取他們認為理想的身形或體重。他們為求減肚腩，不惜試用不同方法，包括弄病自己，使用腹瀉藥及狂做運動等。

怎樣才為之「大肚腩」、「啤酒肚」？怎樣才知道自己是否有肚腩？而它與中央肥胖有何關係？以往，要知道一個人有否超重或肥胖，一般會計算其身高體重指數BMI。亞洲人如超過22.9屬過重，超過或等如25則屬肥胖，理想身高體重指數是介乎18.5–22.9。

近年發現，如果只量度BMI，會遺漏了一批沒有超重但中央肥胖的人士。他們因為中央肥胖，腹腔內的脂肪積存過多，較易引起高血糖、高血脂、高血壓的情況。

亞洲的男性而言，若果他的腰圍為90cm(35.4吋)以上；女性則為80cm(31.5吋)以上的話，已屬於中央肥胖。正確的量度腰圍的方法，應在呼氣後，測量介乎於最下肋骨與盤骨之間的腰圍距離。根據中國的一個長達16年的健康調查發現，BMI<25而有中央肥胖的人口佔21%；而正常體重但有中央肥胖的人口也有13.5%。有中央肥胖的人口比起16年前亦升近一倍。可見中央肥胖的問題不容忽視。

　　除外觀影響身形自信外，大肚腩對健康有何影響？近年，各國的大型研究都發現，中央肥胖（啤酒肚）對健康造成深遠的影響，如增加心血管疾病（如心肌梗塞）、中風、癌症及高血壓、高膽固醇、糖尿等出現的機會。

　　肚腩要怎樣減呢？當今最有效的方法，還是運動和飲食調節。每天起碼30分鐘的帶氧運動，不論是急步行、慢跑、游泳、行山、跳舞、踏單車等都可以，最重要是循序漸進及持之以恆。而飲食方面，則建議減少卡路里的攝取及減少碳水化合物的比重。一些升糖指數高的食物(Glycemic index, GI)，亦不建議進食過多。例如白麵包、白飯、粟米片、薯仔、甜的飲料和汽水，水果則如西瓜、香蕉等等。

　　那怎樣減皮下脂肪呢？皮下脂肪與腹腔內積存的脂肪最簡單的分辨方法，是皮下脂肪是可以用手捏起，而腹腔內脂肪因處於腹肌及腹膜下，是不能捏起的。肚腩、腰間(俗稱「CALL 機肉」)等都是常見有皮下脂肪積存的位置。如想改善皮下脂肪，可考慮一些認可安全有效的醫學儀器，如體外冷凍溶脂、體外聚焦超聲波溶脂等等，手術方法則如抽脂手術亦為有效改善方法。

不論非侵入式還是手術治療，都涉及不同風險及併發症，

亦非適合所有人士，有疑問請諮詢醫生

身體纖型

情緒會影響體重？

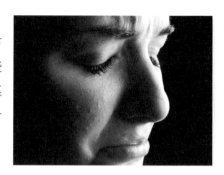

相信大家都總有遇上過心情不好的時候。不同人會在心情不好時有不同的排解心情方法：例如做運動、聽音樂、冥想等等。而有些人會進食Comfort food（泛指在心靈上具有某種程度療癒作用的食物），來改善心情及提升喜悅感。原來我們的心情、食物（進食種類、份量、味道)與肥胖三者有著密切的關係。

含高熱量高澱粉質高糖份、高脂肪的Comfort food，例如薯條、芝士通心粉、雪糕、曲奇、朱古力等，進食後令我們心情產生愉悅的感覺。為什麼會這樣呢？

首先解釋我們的大腦主要分為三部份：腦幹，邊緣系統及大腦。腦幹是控制人體基本生命功能例如呼吸心跳及睡眠。大腦則有不同區域負責不同功能例如思考、判斷、計劃、問題解決等等。邊緣系統則包括了獎賞回路，控制了我們樂趣的感受能力，亦調控了情緒的感受。

透過進食（尤其是高熱量高糖分食物），會刺激在邊緣系統的酬償中樞，繼而腦神經細胞會分泌神經傳導物質例如多巴胺，令我們產生愉悅的感覺。由於這些刺激及行為帶來愉悅感覺，酬償中樞會將其行為重複化及自我強化。而神經細胞亦會記憶這變化，令我們不經大腦思考亦可以重複這種行為，產生神經回路，令人持續反覆地重複這些行為。

在某個程度上，這些因過度進食而得到的愉悅感覺的機制與毒物成癮的機制有着相似的地方。過度進食及進食高熱量食物可引致體重超標、腰圍增加及代謝綜合症等等，而這些情況正正亦與抑鬱症有着關連。因為本身肥胖人士亦增加他們患上抑鬱症及焦慮症的風險。因此，心情低落而進食Comfort food引起的肥胖，會引致一個惡性循環的狀態。

　　有研究指出，精神上的壓力亦可影響進食份量增加或減少。在長期壓力下，人們趨向增加進食較可口及有愉快感覺的食物導致肥胖。同樣地長期壓力亦可誘發部份人胃口減少而導致體重變輕。情緒抑鬱的人較多選擇進食一些可口的Comfort food，從而排解他們負面的情緒。亦有研究顯示在壓力產生後，進食可口的食物可減少壓力及焦慮情緒。

　　另一方面，進食不同食物亦有可能影響我們的情緒。例如進食朱古力，透過調節血清素，可令人產生愉悅、減少緊張、心情愉快的作用。含有咖啡因的咖啡或茶等，除了人提高精神及加快反應時間之外，亦可能增加焦慮症狀。

　　Omega-3不飽和脂肪酸對大腦的發展有重要的功能，可影響情緒、行為、衝動控制等等。而血液內低含量的omega-3 不飽和脂肪算亦與抑鬱症有着關連。研究發現西方的快餐飲食文化中含有過量的飽和脂肪，相對較少不飽和脂肪酸及高糖高熱量，會增加抑鬱症的病發率。相反，地中海飲食則相對可減少抑鬱症的病發。

　　結論是情緒會影響人們的進食量、對進食的控制及食物選擇。而本身患有抑鬱症人士亦較多有中央肥胖及肥胖等問，相反地過肥人士亦增加他們患上抑鬱症及情緒問題的風險。此外，進食某類型或缺少某種食物亦可以影響情緒。所以，情緒、體重及食物是有着息息相關的關係。

06 不要甲組腳 - 申醫生的小腿故事

在韓國工作的申醫生，本身是位骨科專科醫生，進行過不少脊椎手術。多年前開始，他專注於小腿美化的治療，主力改善蘿蔔腿、粗「腳瓜囊」的問題。最近有幸於他在首爾的手術中心作臨床參觀，並第一次接觸到微創性小腿肌肉治療。

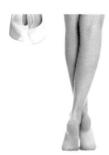

我們經常說的「瘦小腿」概念，其實是把肥大的小腿腓腸肌(Gastrocnemius muscle)變小，從而美化小腿線條，變得纖瘦、修長。最常用的非侵入性的治療方法，便是注射肉毒桿菌素蛋白。好處是非手術、副作用相對小，短處是有效期短(4-6個月)、價錢較高，而長期大劑量注射有機會引起身體對肉毒素的抗體，影響將來注射的效果。

而手術方法，則有針對通向腓腸肌的運動神經的阻斷術，或是直接腓腸肌肉破壞切除手術。過去的手術副作用較大而且屬永久性，問題情況較多。如肌肉破壞手術的馬蹄足畸形(Equinus deforming)，腳掌向上動作受限制，長期處於蹬腳的狀態。或神經阻斷時破壞了附近的感覺神經導致麻痺，並可能影響運動神經導致比目魚肌(Soleus muscle)無力，影響步行。

由於本身是骨科醫生，申醫生更清楚小腿各項結構及位置，並明白到小腿肌肉治療是一項動態、非永久、會變化的手術，而非一次性的永久手術。他使用RF射頻儀，並用肌肉刺激功能準確尋出相關的運動神經位置，在小腿後側皮膚上只需要數個針孔大小的傷口已可完成治療。RF能準確並小範圍地灼燒神經線（約2mm灼熱點），故此神經線是會於約一年至一年半後重新自行接合修復。好處是神經較少其他永久性手術引起的副作用，短處是非永久性，其他肌肉(比目魚肌)會有代償性肥大等。申醫生於去年獲得韓國當局頒發新醫療技術發明獎項。

以上資訊只屬參考，如有疑問請向專業人士查詢

隔空美容真係得？

相信大家都會留意到市場上有不少廣告，宣傳隔空消脂、減肥、甚至增加肌肉、改善尿滲、骨盆底肌肉收緊等等。科技越益進步，為人們帶來不少便利及改善生活質素的躍進。「隔空」是利用什麼能量及技術呢？「隔空美容」是否真的有效？坐着椅子可以收緊盤底肌肉，又是什麼原理呢？

所謂「隔空」，即能量儀器可在不直接接觸皮膚或不用傳導體的狀態下（例如水劑或油劑導入媒體）可以將高能量帶入皮下特定組織或深度，達致無創治療效果。使用「隔空」的能量技術有幾種，包括電磁波、激光及射頻等。之前提及的增長肌肉及收緊盆底肌肉的儀器則使用到電磁波HIFEM技術。

人體的神經藉由神經元上傳遞的電化學脈衝（稱為動作電位Action potentials）傳遞資訊。信號傳遞到肌肉，肌肉就會因應而收縮。HIFEM(High Intensity Focused Electromagnetic energy)高能量聚焦電磁場，HIFEM的電磁場針對性地與周邊運動神經細胞(Peripheral motor neurons)互動，在其神經元細胞產生電流，以至產生動作電位。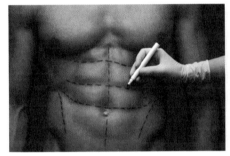
而直接刺激治療部位及令其肌肉收縮，可以用來鍛鍊腹部、臀部以及骨盆底肌肉。

相比起自主肌肉收縮（即我們自發收縮肌肉，例如做運動），HIFEM技術將治療部份的肌肉以超高頻率及高強度地收縮，而這是透過自主肌肉收縮並不能達到的。高頻及高強度收縮能達致超最大肌肉收縮(Supramaximal contractions)現象，從而觸發深層肌肉重整，增加肌肉纖維數量(Hyperplasia)及體積(Hypertrophy)。另外肌肉旁的脂肪細胞亦會被觸發自然凋亡 (Apoptosis)機制，從而有效減少脂肪厚度。

透過這隔空技術，可有效強化腹部或臀部肌肉，有望達致減脂增肌效果，增加腹肌線條、提升臀部。而HIFEM椅子則利用同一隔空技術，將電磁波能量深入至皮下10cm，從而強化骨盆底肌肉。由於這同樣是透過外界力量HIFEM引起骨盆底肌肉以超高頻及高強度收縮，比起傳統方法例如做海格爾運動(Kegel exercise)更有效率地將骨盆底肌肉訓練。而且HIFEM技術的好處則為無痛，不會引起不適及無需恢復期。

研究指出，透過每周兩次連續六次的治療後，志願者的尿失禁情況（壓力性、急迫性及混合性尿失禁）等現象都有改善。而在另一研究發現，患有女性性機能障礙的自願者在接受同樣每周兩次連續六次的治療後，透過骨盆底肌肉增強，令性機能障礙狀況有所改善。

而同屬電磁波範圍的射頻儀器，則經常被使用作提升緊致療程上。隔空射頻儀器則使用零接觸的射頻技術，產生熱力令皮下軟組織收緊提升及脂肪減薄等功效。由於皮膚內皆含有豐富的水分子。而水是極性分子，射頻的電磁場使水等極性分子產生摩擦而生熱能，從而做到無創治療效果。

還有一種使用激光的隔空技術，亦屬無接觸性的「隔空美容」。其使用低能量532波長激光，而技術亦得到美國食物衛生局認可，以無創方法減少臀部、腰圍及大腿的圍數。低能量激光是利用如532波長或635波長激光能量照射到治療部位的脂肪細胞。脂肪細胞便會釋放脂肪，而溶解的脂肪便從淋巴系統帶走至血液被身體代謝掉。從而做到減少皮下脂肪厚度的效果。消費者應留意選擇以上治療項目時，要選擇具國際認可或美國FDA認可的儀器機種，操作人員亦需具備專業資格或相關經驗。

如有需要請先要諮詢專業人士意見，才考慮接受治療

雕塑曲線不用刀

近年有大小不同的纖體儀器推出，主打非入侵性溶脂市場。傳統上，如果需要為求美者身體塑形（減少局部位置皮下脂肪），則只有進行抽脂手術。雖然抽脂手術已漸趨向微創化、小切口、可清醒狀態下進行（局部麻醉），而創傷及併發症亦較從前少。可是始終是手術性質，並非人人能接受。相對地，體外溶脂治療幾乎不需要休息、復原期，亦不動刀，自然成為大勢所趨。因此為大家解說一下各種溶脂治療的原理、優劣、注意事項等。

體外冷凍溶脂儀

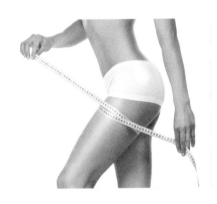

於2010年獲美國FDA認可，利用4℃冷凍原理，令受治療部位如腰間贅肉、前腹贅肉等皮下脂肪細胞因受低溫而引發的細胞凋亡(Apoptosis)。有研究顯示，一次治療可令皮下脂肪厚度減少27%。而脂肪細胞凋亡後，會被吞噬細胞清除，而效果會在數星期至三個月後出現。常見副作用如治療部位紅腫、瘀青、感覺麻木或（少數）痛楚等，屬短暫情況，約持續數小時至數週不等。要注意的是，某些人士如有冷凍引發的皮膚或血液疾病，不適合接受治療。而冷凍溶脂儀亦只針對脂肪，對治療部位的皮膚收緊並不大作用。

聚焦超聲波儀

於2011年獲美國FDA認可，利用聚焦超聲波原理，把特定的皮下脂肪部位（皮下1.3cm位置）加熱至56℃，熱能直接把脂肪細胞凝固性壞死(Necrosis)，及後透過巨噬細胞把脂肪細胞的殘餘及細胞外脂肪吞噬及清除。臨床研究發現，一次治療於腰

間及前腹贅肉部位，於12星期後，平均腰圍減少4.4–4.7cm，適合治療部位如腰、腹、大腿等。注意的是治療部位的脂肪捏起厚度要起碼2.5cm才可接受治療。而治療部位如患有疝氣(小腸氣)，或脂肪厚度粗不夠，是不適合接受治療。治療的副作用如治療期間痛楚、治療後紅腫、瘀青、有可能有皮下結塊等等，大多於1–3週內消除。

其他治療儀器還有使用激光（如Low–Level Laser Therapy）、紅外線、單極或多極射頻等。

懷孕及授乳期間，是不適宜接受體外溶脂治療，有凝血功能障礙或服用抗凝血藥的人士亦需要先諮詢醫生意見。請注意，體外溶脂治療並不能減輕體重，亦不能取代健康飲食及適量運動。

有疑問請諮詢專業人士

「溶脂，斟一斟!」

近年有不少網店銷售溶脂針或供應打溶脂針服務。有本地新聞台報道過關於韓國進口的聲稱「溶脂針」注射服務，在社交媒體平台上招攬生意。電視台記者在網上找到出售未經註冊的「溶脂針」服務公司，並被安排由非醫護人員在非註冊診所（商業單位）內進行溶脂針注射。而該「溶脂針」產品在南韓的生產商則回應電視台指，有關的產品只適宜塗抹在臉上，並非注射用，又指在本港沒有代理商。新聞報道中銷售溶脂針的店員更表示，什麼時候打針就是覺得肥了就打，又打大髀又打肚，語氣甚為輕鬆。

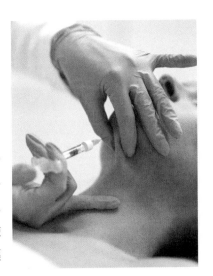

究竟這些網上熱賣的溶脂針，有什麼存在風險？香港是否有註冊的溶脂針呢？有註冊的溶脂針和冇註冊的溶脂針有什麼分別呢？什麼人適合注射溶脂針呢？是否個個部位適合呢？

網上熱賣溶脂針有機會未經註冊的，報道中所指的「溶脂針」裏面成份有卵磷脂(Lecithin)、菠蘿蛋白酶(Bromelain)、維他命B12(Vita-mim B12)等。其他網上銷售的溶脂針產品則包括有磷脂醯膽鹼(Phosphatidylcholine)及肉鹼(L-carnitin)等成份。而這些成份如用作注射藥物的話，全部都要經過衛生署註冊才可使用。

究竟這些網上熱賣的溶脂針，有什麼存在風險？

* 藥物未經註冊，售賣或管有可能違反《藥劑業及毒藥條例》（第138章），屬刑事罪行。
* 生產商否認藥物是作注射用途（亦代表成份不能確定是無菌及適合注射）
* 成份不明，藥物含量不明

身體纖型

- 可引致傷口發炎感染

- 錯誤注射破壞皮膚、肌肉、神經線、附近口水腺及其他組織。因為注射的劑量及位置如控制不當，後果可以很嚴重。例如打得太淺會引致皮膚壞死及留疤，太深則會破壞肌肉或深層組織，打得太近神經腺又會造成暫時性甚至永久性傷害。

- 藥水錯誤入血可引致其他嚴重情況，可能引致中風或心血管疾病。份量不明亦可能引致分量過多或中毒情況。

- 可導致過敏反應，成份不明難於處理

- 注射近眼位置可能傷及眼球，直插腹部、胸可能會刺穿腹膜肺膜

- 如果是由非醫務人員注射的話就屬無牌行醫。

- 如果是由非醫護人員負責，注射時的儀器是否清潔？他對物料的認識有多少？萬一出現流血，他是否有能力處理？

　　私營醫療機構規管檢討督導委員會已於2013年11月接納其轄下區分醫療程序和美容服務工作小組呈交的報告，當中建議某些程序因其風險只應由註冊醫生施行，當中包括涉及注射的美容程序、涉及以機械或化學方法在皮膚表皮層以下進行皮膚剝脫的程序、高壓氧氣治療等。如服務提供者本身並非本港註冊醫生，不應施行這些被界定為醫藥治療的程序。該署又指根據《醫生註冊條例》（第161章），非法行醫屬刑事罪行，可處罰款100,000元及監禁3年。政府2013年已將「注射」列為「醫療行為」，應由本港註冊醫生進行，否則屬非法行醫，最高可判監3年及罰款10萬元。

　　溶脂針需要經本地衛生署註冊，因含有處方藥成份。而暫時只有一隻來自美國及經由美國食物衛生局FDA認可的溶脂針有衛生署註冊，亦必須由醫生處方及進行注射，而這唯一一隻有註冊的溶脂針暫時只適用於雙下巴位置。

　　這注射式的治療是採用了去氧膽酸(Deoxycholic　acid)的成份。由於這成份可以非選擇性地破壞細胞膜並引起細胞溶解，它可被注射於雙下巴（頦下脂肪）下的多餘皮下脂肪部位，並減少脂肪厚度，從而改善雙下巴問題。已知的風險包括可能導致下頜緣神經損傷（面部麻痺、肌肉無力）、咽下困難、附近的肌肉組織損傷（如唾液腺、淋巴結、肌肉），常見的副作用包括水腫、瘀青、疼痛、泛紅、麻木等。

　　面部、頸部或下巴曾經接受過手術的人士、有凝血問題或吞咽問題的人士，要先諮詢醫生意見才決定是否適合注射。此療程亦不適合18歲以下、懷孕期間或授乳期間的婦女使用。

身體纖型

關於抽脂，不可不知！

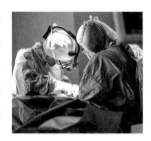

國際美容整形外科學會（ISAPS）年度全球美容／美容手術調查的結果，顯示2021年最多人進行的整形美容外科手術分別為抽脂、隆胸、眼皮手術、隆鼻術和腹部拉皮手術。抽脂手術超過190萬次，增長了24.8%，超過了隆胸手術。而最多人進行的五個非手術項目則是肉毒桿菌毒素、透明質酸、脫毛、面部收緊和無創溶脂。

人們對身體塑形的需求熱切，從抽脂手術的受歡迎程度可見一斑。不過，大家對抽脂又有多了解？

甚麼是抽脂？抽脂的原理是甚麼？

近年的抽脂手術，是採用由美國皮膚外科醫師Dr. Jeffery Klein自1986年提出的腫脹麻醉技巧(Tumescent technique Anesthesia)及微細導管抽脂手術(Microcannular Liposuction)。腫脹麻醉方法是使用少量的局部麻醉藥、微量腎上腺素，配合以生理鹽水大量稀釋，注射於抽脂的皮下脂肪部位。

等待一段藥物作用時間後，可以達到脂肪層腫脹浸潤效果，局部血管收縮，並達到止痛的目的。及後用微細導管(microcannula)於已經浸潤腫脹的皮下脂肪位置，接駁負壓儀器以負壓方法將脂肪及液體抽出，從而做到局部減薄皮下脂肪的效果，過程可以配合其他輔助技術例如超音波融脂輔助抽脂術、動力輔助抽脂、激光熔脂輔助抽脂術等。

哪些人適合抽脂？

抽脂手術目標是身體塑形，將經節食或運動等減重方法而不能改善的局部性皮下脂肪減除，適合體重標準BMI指數正常的人士，所以抽脂手術目的並非達至減重效

果。適合手術的部位例如肚腩、腰間贅肉、手臂、大腿內外側、臀部、背部、雙下巴等。產後女士腹部鬆弛及局部性肥胖、男性女乳症(Gynecomastia)等都適合以手術方法改善。

如果曾經有以下這些病歷：凝血問題、血管發炎、血管栓塞、糖尿病等、計劃抽脂手術位置有手術疤痕或有疝氣（小腸氣）情況，必須經醫生評估是否適合進行手術。有些情況則情況不適宜進行手術：嚴重心血管疾病、嚴重凝血問題、血小板降低、懷孕期間等。手術前亦要與醫生溝通所服用的藥物及保健品中藥等。

是否需要全身麻醉？

腫脹麻醉抽脂手術比較傳統乾／濕抽方法，在出血量、併發症、疼痛感覺等症狀都大大降低，亦將安全性提高不少。由於做到減痛止痛，此方法可於病人完全清醒下進行，可以選擇不需以睡眠麻醉（監察麻醉Monitored Anesthesia Care）或全身麻醉下進行（但也視乎總共脂肪加液體抽取分量、本身身體狀況等因素而決定），抽脂時也比較不容易有表面不規則的情形發生。

抽脂手術後康復需時多久？

大部分的抽脂手術都是門診手術，意思是做完後可以回家休息。建議由成人陪同回家，不建議獨自駕車回家。手術後傷口會放有敷料吸收滲出的血水與組織液，而在抽脂的部位會透過塑身衣來持續壓迫以減少水腫的產生。

通常在手術後第3天後會出現痠痛感，之後逐漸減輕，變成在移動時才有痠痛感覺。如果工作性質是在辦公室靜態工作，抽脂手術後幾天到一周後可回復工作。如果是較為動態的工作性質，則需要兩周以上較久的時間才可以返回職場。在6星期後，應該不再感覺疼痛。或許有部位還稍有腫脹，瘀青也應該消失。手術後按摩及

身體纖型

彈性衣的使用也是非常重要的，建議穿著彈性衣6個月。

抽脂傷口大約是0.5-1cm。抽脂術後約2-3個月會慢慢變淡，一般約6個月後就不太能看見。

抽脂手術後脂肪會再生嗎？要隔幾年再抽嗎？

脂肪細胞是不容易再生的，而抽脂手術是將手術部位的脂肪細胞數量減少，理論上效果是永久的。所謂的復胖「生返」通常是因為整體體重增加，導致所有皮下脂肪細胞變大了，而非脂肪細胞變多。根據醫學研究，抽脂復胖機率只有約5-8%。所以術後須要注意維持體重穩定，繼續健康均衡飲食及適量運動以避免增磅，以維持術後穩定效果。

謹記先向醫生諮詢專業意見，以了解自己是否適合進行抽脂

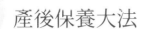

產後保養大法

身邊不少朋友近數年都陸陸續續做了母親,產後身心變化當真不少,有些亦對懷孕帶來的身體變化措手不及。究竟產後應作出那方面的補充?如何好好保養,做個靚媽媽呢?

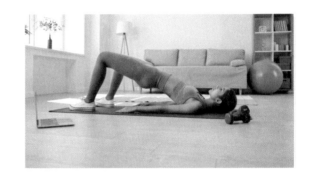

懷孕期間身體的營養會被消耗,產後餵哺母乳的婦女更需要補充養分以維持健康。不少女士因懷孕期間增磅,而急於產後減肥。建議產後減磅速度不多於一個月4.5磅,而每日卡路里攝取需維持不少於1800卡(如需授乳則需要攝取更多)。產後更需要均衡飲食,包括攝取足夠的蔬菜水果、全穀類食物例如糙米、全麥麵包、燕麥等等。亦要攝取足夠蛋白質,海鮮類、豆類、瘦肉、雞蛋、黃豆製品等等,以幫助身體復原產後消耗及支持餵哺母乳的營養供應。另外亦要留意鈣質、鐵質及葉酸的攝取,因為缺鐵性貧血是產後常見現象。維他命C亦有助鐵質吸收,反之要減少飲用濃茶、咖啡及紅酒,因為會阻礙鐵質吸收。

產後適當運動亦相當重要,尤其對腹部肌肉及盆底肌肉的訓練。一些簡單的產後運動,可以恢復體型、促進已鬆弛的腹肌回復正常,同時亦預防腰背痛。由於懷孕期間筋腱及軟組織變得鬆弛,亦因盆底受懷孕的子宮擠壓,盆底肌肉及組織會比產前變得較弱。由於盆底肌肉是支撐膀胱、肛門及陰道的重要組織,變得鬆弛後可能會引發之後尿滲及性生活不協調等問題。

盆底肌肉運動

- 可於一間任何時候訓練,可以再坐車或上班的時候進行。
- 輕輕收緊盆骨底和臀部,感覺肛門口及陰道口肌肉向上及向內提升,然後放鬆5秒。重複動作十次為一組,每天可以做兩組
- 注意過程中保持呼吸,不要閉氣

強化腹肌的運動

- 可站着、平躺或坐下
- 將肚臍向背脊脊骨的方向拉進,保持5-10秒。重複動作十次為一組,每天可以做兩組

當抱起寶寶、搬運物件或做家務的時候,都應該保持收緊腹肌和盆骨底肌肉,這樣可以減少背部肌肉的壓力,避免肌肉拉傷。

另外,不少媽媽都有肚皮鬆弛、妊娠紋及手術疤痕的情況。妊娠紋大部份在懷孕後期約六至八個月出現。可用什麼方法改善?產後及已停止授乳的婦女,可用含有維他命A或果酸的外用潤膚霜來減輕紋路(懷孕期不可使用)。而較近期的紅色的妊娠紋,則可透過針對血管及紅色色素的激光改善。大部份年期較久的紋(銀白或皮膚色),則可透過分段激光(如二氧化碳分段激光,1550波長分段激光等)、射頻、微針等等,不同程度地刺激膠原蛋白及彈性纖維增生,加厚已變薄的表皮及真皮層,從而改善妊娠紋。

剖腹手術疤痕則建議持續使用矽膠貼或矽膠藥膏以減少疤痕增生情況,一般的疤痕大多在六、七個月時間便慢慢消退變平。而因為某些因素影響如遺傳、種族、傷口感染、傷口張力較大位置及上皮癒合延遲等等,都會增加疤痕增生的機會。

如果瘢瘤性疤痕已經出現，除卻難看外觀上的影響外，亦可引致疼痛、痕癢等不適。診所的治療則有類固醇注射，外用液態氮冷凍，針對泛紅疤痕的激光如脈衝染料激光(Pulsed dye laser)等。有些嚴重的情況甚至會建議疤痕修復手術。

產後建議堅持使用塑身衣，以助恢復肚皮彈性及改善肚皮鬆弛問題。如產後已過三個月，透過飲食及運動但仍然有肚皮持續鬆弛或有皮下脂肪肚腩，甚至有腹直肌分裂症(Diastasis recti)等情況，建議諮詢專業人士，是否適合以無創或手術方法改善。

非手術方法包括使用射頻儀器、冷凍溶脂、高能量聚焦電磁場等技術。單極射頻治療可令皮膚經過熱能治療後，膠原蛋白支架因熱力立即收緊，並產生熱能創傷。身體修復機制啟動，因應熱能創傷而產生新的膠原蛋白，從而做到肚皮緊致提升效果。真正效果要治療後約一至三個月才能看見。

HIFEM(High Intensity Focused Electromagnetic energy)高能量聚焦電磁場可直接刺激治療部位及令其肌肉收縮，用來鍛鍊腹部、臀部以及骨盆底肌肉。透過這隔空技術，可有效強化腹部及臀部肌肉。有望達致減脂增肌效果，增加肌肉線條、提升臀部。而HIFEM chair則可強化盆底肌肉，改善盆底鬆弛問題。

冷凍溶脂則是利用低溫將脂肪細胞啟動自然凋亡系統(Apoptosis)。將冷凍技術帶領入無創溶脂當中，從而做到無需手術就達到皮下脂肪減少的效果。有研究顯示，一次治療可令皮下脂肪厚度減少22.4%，而效果會在數星期至三個月後出現。這可改善產後不能以運動及節食改善的因皮下脂肪累積的肚腩情況。

手術方法則有皮下抽脂、緊腹手術等等。

不同療程涉及不同風險，考慮進行療程前請諮詢醫生

身體纖型

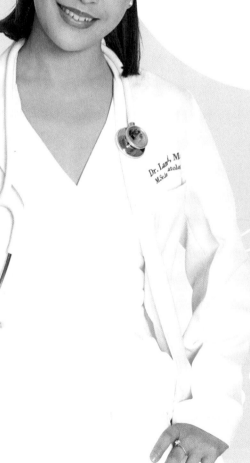

美白及改善膚質

01 防曬，一年四季不可少

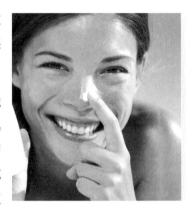

太陽是導致我們肌膚老化的主要因素之一，太多的紫外線會灼傷、曬紅及曬黑皮膚外，亦會引起「光老化」，衍生不同的皮膚問題。

首先要解釋一下什麼是紫外線。太陽照射地面，帶來了可見光和紫外線，而紫外線亦分為UVA、UVB及UVC。絕大部份的UVC被大氣臭氧層阻隔了，只有UVA及UVB能到達地面。UVB可造成皮膚直接的灼熱感，甚至泛紅、曬傷等，並能對皮膚造成傷害及光老化。而UVA並不會引起即時的不適灼熱，反而能滲透皮膚更深層位置，被皮膚細胞的黑色素、蛋白質、DNA吸收，並製造出活性氧自由基(ROS)。自由基能引起氧化壓力，對組織造成損傷及引致「光老化」，而對DNA的傷害亦是有累積性的。

「光老化」帶來皮膚怎樣的變化？紫外線會引起色素不均及各種色斑問題，如雀斑、荷爾蒙斑、曬斑等，亦會導致皮膚粗糙暗啞，加速膠原蛋白流失，使皮膚變得鬆弛、減少彈性、毛孔變粗。不少女士都有的面部泛紅及微絲血管擴張問題，也是光老化的一種。另外，表情紋及幼紋亦會隨光老化而加劇。現實的例子是職業司機經常接觸陽光（窗口）的一邊面，常比另一邊多皺紋出現。最後，紫外線亦會增加各類痣、角化症、良性甚至惡性皮膚腫瘤的出現。故此，太陽把我們的皮膚老化了，一點都不能忽視呢！

觀察到不少身邊的朋友，不論年紀都有「不塗防曬」的習慣。他們很大部份覺得怕麻煩，怕塗上防曬霜白白的甚難看。但當我解釋說他們額上／面上的皮膚皺紋有部份是因為「曬」而出現，他們都會感到驚訝。

皮膚較白不易曬黑的人士，並不代表不怕紫外線帶來的傷害。他們比較不會曬黑，卻較易曬傷。因為我們的皮膚會製造黑色素以對抗紫外線，故皮膚不易曬黑的人士，相對地自然的保護力會較弱，曬傷的機會亦較多。曬傷會導致皮膚細胞的DNA破壞，長遠會增加皮膚患上良性或惡性腫瘤的機會。

即使天空被雲層遮蓋，能到達地面的紫外線仍高達40%。同樣，在有遮陰的地方下，或戶內地方同樣有紫外線，因為紫外線能透過玻璃窗或地面的反射進入戶內地方。所以不論晴天、陰天，戶外戶內都要防曬。

有一份來自英國的研究報告指出，大部份人使用防曬用品的分量未必符合標準。研究人員找來一批志願者測試紫外線對皮膚DNA的破壞，並分為兩組。第一組塗上不同厚度的防曬並接受紫外線照射5天，造成好像去陽光假期一樣的紫外線接受度。第二組志願者同樣紫外線照射一天，但沒有塗上防曬。研究人員將兩組自願者採集皮膚樣本，發現5天紫外線照射的皮膚，有塗厚(2mg/cm2)防曬用品的皮膚較只照射了一天紫外線的皮膚但沒有塗防曬上的DNA破壞更少。研究說明，塗上防曬霜的時候如果份量不足或不夠厚度，抗UV的保護力可能只有40%或更少。

故此，選用具足夠保護力的防曬產品，例如SPF有30或以上及PA++等。使用份量要足夠及夠厚度，遇上水上活動時需要立即補充等。

塗抹防曬只是防曬其中一環而己，亦要避免在紫外線最強烈的時段（早上10時至下午4時）直接曝曬。此外，建議戶外活動時穿上具保護性的衣物如戴闊邊帽、長袖寬鬆的衣物、太陽眼鏡、傘子等。

夏日常見之皮膚疾病

夏天炎炎，不少人發現比其他時候更容易油光滿面。原來環境每升1℃，我們面上的皮脂腺便會增加10%分泌。而額頭、鼻子、前面頰、下巴等部位是面上皮脂腺最活躍的地方，毛孔亦相對較大。

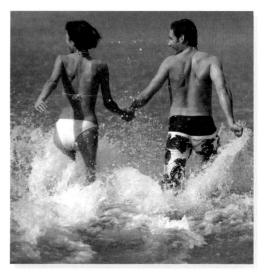

✦ 暗瘡

當夏天溫度上升時，皮脂腺分泌較旺盛，更容易引起暗瘡等問題。另外，炎熱的季節令皮膚產生更多汗水，汗水加上皮脂腺混合皮膚上的細菌，更容易堵塞毛孔。對於暗瘡性皮膚的人士，夏天是容易爆發暗瘡的季節。

建議夏天使用不會堵塞毛孔的護膚產品於面、頸、背、心口位置，包括防曬。標籤上寫上「non-comedogenic」或「oil free」更為理想。另外，做完運動後充滿汗水的個人用品例如毛巾、帽子、頭箍、衣服等等，要徹底洗淨才建議再次穿上，避免細菌滋生。

✦ 毛囊炎

我們的皮膚上所有有毛髮的地方都有毛囊，而毛囊堵塞發炎的時候就會引起毛囊炎。毛囊炎貌似暗瘡，常見於心口、背脊、臀部、大腿等位置，通常帶有疼痛及痕癢感。

要避免夏天產生毛囊炎，做完運動最好立即洗澡及更換衣服。炎熱潮濕的夏天，亦最好穿着一些較鬆身、透氣排汗的衣服，避免堵塞毛囊。

✦ 汗斑

汗斑源自我們皮膚表面的正常共生菌－皮屑芽孢菌(Malassezia furfur)。皮屑芽孢菌不屬於傳染性，平常對人體無害，但當機會合適時便會在角質層大量繁殖，引致汗斑。皮屑芽孢菌喜歡在油性的環境下生存，故汗斑亦在皮脂腺旺盛的年紀（15–24歲的青春期後）及皮脂腺最多又較「焗」的部位（背部/胸口）出現。其他可能出現的部位還有頸、肚皮、腋下，甚至是大腿及上手臂等。

汗斑不痛不癢，而斑塊的顏色及大小不一，有時甚至幾塊小斑演變為一個局部性大斑。可以是淺啡、深啡、紅色及白色斑。在夏天，汗斑為何較容易被察覺？因為皮屑芽孢菌可把皮膚表面的油脂轉化為一種抑制黑色素形成的物質，所以發病部位除了會有微細的皮屑外，還減少了黑色素的活躍程度；夏天一到，太陽就把正常皮膚曬得黑黑，餘下偏白的汗斑分外顯眼。

要處理較輕微的汗斑情況，可考慮使用含有ketoconazole外用藥膏或非處方含有Selenium sulphide/ Ketoconzole 的洗頭水。利用藥性洗頭水來清潔並停留於皮膚病患處約10分鐘，連續使用7天以上。上述藥性洗頭水亦適合已接受治療，須預防復發的人士。可以每個月使用一次上述的藥性洗頭水來沐浴全身，並於皮膚上停留10分鐘才沖洗，來達到預防復發的效果。

✦ 光過敏及曬傷

夏天紫外線強烈，亦比較多戶外活動。如果在陽光照射下出現過敏情況，例如皮膚起風疹、痕癢、紅點於暴露陽光的位置，嚴重時甚至可以出水泡。這些情況可能是因為皮膚對陽光過敏引起的。

　　某類型藥物進食後可令皮膚增加對光的過敏性，例如某止痛藥、抗生素如四環素類等亦會有機會產生如此情況。如果家族內有光過敏歷史，亦會增加患者對光過敏的機會。

　　夏天戶外活動時亦容易使我們曬傷皮膚，累積性增加對產生皮膚癌的風險。避免對光產生過敏性及引起皮膚曬傷情況，應要避免皮膚暴露於太陽底下。要採取適當防曬措施例如穿着長袖防曬衣物、使用足夠保護力及防水的防曬產品、及留在陰涼位置等。

03 智慧美白

香港人喜歡美白，與亞洲各國女士的心態類同。亞洲傳統社會中低下階層普遍需要戶外務農謀生，長年累月暴曬下皮膚較黑及老化。相對地經濟富裕的階層則多從事戶內工作（甚至不需要工作），皮膚也比較幼滑及白嫩。所以近年國內流行的「白富美」並非新鮮話題，而是植根深厚的民眾心態。

近年吹運動風，男男女女都因為戶外運動而把皮膚曬得黝黑亮麗。可是，身體可以曬黑，面部還是要防曬。普遍心態是起碼不能曬出斑斑點點，跑步時可以穿得少一點，卻不會忘記戴上遮太陽帽。所以不少人曬完又要美白。

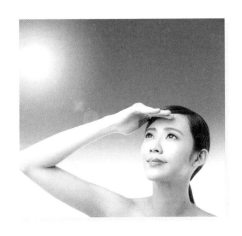

奈何皮膚美白不是一朝一夕的功課，是需要長期堅持及時間投入。香港人甚麼都要快、有效率、即時見效。可是皮膚的光老化是日積月累，光老化帶來的色素不均勻、色斑、膚色暗沉、毛孔粗大甚至皺紋亦非一時三刻可改變的。

很多皮膚色素問題，均源自紫外線的破壞，因此防曬是美白上非常重要的一環。如果只着眼美白而不重視防曬，美白則只能事倍功半，甚至徒勞無功。預防勝於治療，緊記於豔陽高掛的日子做足防曬措施，如避免於早上10時至下午4時進行戶外活動；穿著長袖衣物、戴上闊邊帽、架上闊身太陽眼鏡、最後然不少得使用SPF 30或以上，並有PA功能的防曬霜，並每2小時補塗一次。

怎樣選擇合適的防曬用品呢？SPF(Sun Protection Factor)則代表阻隔UVB的功效，通常建議SPF 30以上已足夠。要留意塗的分量要慷慨，太少是起不了應有的保

護作用的。也要確保常漏掉的部份充分塗上，包括耳朵、肩膊、後頸、唇、手及腳背等等。

而PA(Protection Grade of UVA)是日本發展的其中一個針對UVA保護的系統。PA+代表輕度防護，PA++為中度、而PA+++則對UVA有高度保護功能。近年，美國及歐洲等均對UVA的保護有更高的重視，因為UVA可對皮膚帶來更長遠的壞影響。但現在全球還未對UVA系統有統一的標準。消費者在選擇防曬用品時，除了留意SPF外，應選用具預防UVA功能的產品，如含有Zinc Oxide、Titanium Oxide 、Avobenzone 、 Ecamsule及Oxybenzone等等。

除了防曬功夫要做足外，美白亦可從飲食下手。類胡蘿蔔素(Carotenoids)，是其中一種常見的天然抗氧化物。它包括β-胡蘿蔔素、茄紅素、葉黃素等等，可在紅、黃、橙色的蔬菜水果及綠色大葉蔬菜中吸取，如紅蘿蔔、蕃茄、燈籠椒、番薯、木瓜、菠菜、芥菜、西蘭花、玉米等等。非蔬菜類則如蛋黃、三文魚、貝類海產等。它們除了抗氧化功效外，亦可被人體轉化為活性維他命A，維持視力、皮膚、牙齒及骨骼的健康。此外，葉黃素亦能保護眼睛水晶體及黃斑部份免受光氧化性損傷的威脅。

我們常喝的綠茶，深受亞洲甚至全球的歡迎。這個自古以來傳統的中國飲料，也是其中一種天然的抗氧化劑。綠茶中的兒茶素(Catechin)屬茶多酚的一種，能有效清除體內的自由基及活性氧分子。而發酵得越多的茶，裡面的抗氧化物質便越少，所以綠茶（不發酵茶）的抗氧化能力較其他紅茶強。

除了以上兩類食物外，含有酚類化合物的食物如紅石榴、內蘊含白藜蘆醇的葡萄皮、葡萄籽、紅酒、咖喱粉成份之一的薑黃，還有大豆裡萃取出來的大豆異黃酮素類(Genistein)等等。所以，要全面抵抗紫外線的侵害，我們除卻必需的防曬措施外，亦可考慮從飲食習慣開始。

　　市場上亦有口服的美白補充劑，成分有維他命C、維也命、半胱氨酸等。也有提練自白色蕃茄的產品。白色番茄含有無色類胡蘿蔔素：六氫蕃茄紅素(Phytofluene)和八氫蕃茄紅素(Phytoene)。無色類胡蘿蔔素已確認可吸收紫外線範圍內的光線，所以六氫和八氫蕃紅素能保護皮膚免受UVA/UVB的傷害。此外，無色胡蘿蔔素亦能通過抑制黑色素合成而改善色斑，色素不均及發炎後色素沉著(Post-inflammatory hyperpigmentation　PIH)等情況。而它們亦有抗氧化功效，能保護細胞膜及細胞遺傳物質免受自由基破壞。另外，無色類胡蘿蔔素亦有抗發炎功效，可謂天然的抗炎劑。所以，透過減少UVA/UVB的破壞，抑制黑色素等功效相信能有效令膚色及色斑減淡。

　　其實，除了上述的口服補充劑外，維他命C亦出現於不少外用的美白產品中，與其抑制黑色素息息相關。維他命C能減少酪氨酸酶(Tyrosinase)的活性，從而減低黑色素細胞產生黑色素的能力。外用的維他命C亦被研究證實可增加皮膚的膠原蛋白增生，亦能抑制皮膚的發炎反應，如加快傷口癒合及減少發炎後的色素沉澱，對暗瘡或玫瑰痤瘡等炎症有一定程度的幫助。

　　選擇產品時建議活性含量10%或以上，pH酸性(<3.5)有遮光功能的包裝（如深色盛載瓶）及獨立、小量包裝。可是由於保存不易而對皮膚的刺激性較大，部份的護膚品採用的是其衍生物(如Magnesium ascorbyl phosphate, MAP)，而不是右旋C。維他命C產品的副作用如刺激不適、輕微泛紅及乾燥感等。

　　其他非處方的美白產品成份還有如果酸、熊果素、麴酸、A醇（視黃醇）及甘草等等。淡斑的成份主要針對抑制酪胺酸酶的作用，達致阻斷黑色素形成的功效，而另一方面則使皮膚角質層加速脫落，促進表皮的活化和更新，降低黑色素的累積。

對於較嚴重或外藥物幫助不大的色斑，可選擇有光學治療（如：激光、彩光）、冷凍治療或電烙治療，視乎是何種色斑問題。一般光學治療都需要多次、每次相隔數週的療程，而色斑減淡後亦可能需要定期的保養治療以保持效果。

最近不少人留意到新推出市場的美白激光－皮秒激光。究竟什麼是皮秒(Pico-second)?皮秒是比納秒快1000倍的時間單位。針對皮膚色斑及紋身色素的激光，主要的波長是亞歷山大755，及雙波長Nd:YAG 1064/532。現時此2種激光都各自推出了皮秒版本，皮秒激光的能量於極短時間被皮膚的色素吸收。透過光機械衝擊壓力(Photomechanical effect)，目標色素會被震碎，而不是被熱能破壞。

相比納秒激光對目標色素及周邊皮膚組織產生熱能而可能引發的肌膚傷害（反白、反黑），皮秒激光則減低了熱效應引起的副作用。被激光震碎的色素由於如塵般細小，能更快被皮膚代謝及清除，所以皮秒激光於紋身的治療上所需要的次數亦可減少。要留意的是，現時臨床應用一般沒有如納秒激光般豐富，而皮秒激光亦相對較昂貴。

消費者可諮詢專業人士意見

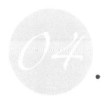

春天 = 敏感?

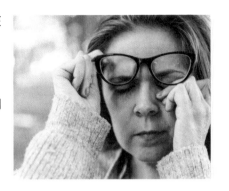

春天是皮膚敏感的好發季節,原因在哪?

通常過完農曆年假,天氣就會日漸潮濕,春暖花開的季節已到來,亦是不同敏感症狀如鼻敏感、哮喘及皮膚敏感發作的時節。

春季有常見的皮膚敏感有哪些?

 濕疹

濕疹的學名是異位性皮膚炎(Atopic dermatitis),研究顯示,多達10–20%的兒童有不同程度的濕疹,而成人則有1–3%。而已知會導致濕疹發作或惡化的因素,包括氣溫、濕度改變、皮膚感染、進食某些食物、接觸致敏原、吸入致敏原、甚至情緒壓力等。

蕁麻疹

春夏季亦是蕁麻疹發作的常見季節,蕁麻疹發作時會在身體皮膚上出現暫時性、紅色、扁平隆起的風疹,非常痕癢,其後亦可能融合為一大片。反應一般在數小時內消退,但容易反覆發作,且各人的嚴重程度不同。病情嚴重時,甚至出現喉嚨水腫、呼吸困難等,甚至產生過敏性休克等情況。急性蕁麻疹大多有明確的發病原因,多與感染或食物過敏有關,一般來說在幾小時後或幾天後可痊癒。如病情超過六星期或以上,則被定義為慢性蕁麻疹,通常病因不明。

✦ 過敏性結膜炎

如果眼周皮膚有紅腫脫皮、痕癢不適、眼紅、痕癢、流淚、怕光及熱感的典型症狀，有機會是由過敏性結膜炎引起。這一種常見的眼科疾病，一般是指由過敏原或其他因素而引發的眼睛過敏反應，有少部份的病人有可能出現角膜受損及發炎等併發病症，從而導致眼睛疼痛或視力受損。

治理方法

在西醫的角度，治理敏感的方法一般會先處方外用類固醇藥膏及口服抗組織胺藥物，同時要確保病人減低與致敏原的接觸，並保持皮膚屏障健康。在病情控制後可轉用藥性較溫和的外用類固醇藥膏或非類固醇類型濕疹藥膏等。而口服類固醇藥及或口服抗生素等主要在嚴重病情或細菌性續發性感染或針對第一線藥物不能控制的情況下才會使用。

一般第一線處方藥物並非口服類固醇，而是外用類固醇藥膏及口服抗組織胺藥物。由於外用類固醇藥膏對身體吸收率及副作用都較口服藥為低，大部份情況下都被優先使用。而在兒童，成人面部及皮膚屈曲位置（例如肘窩，膕窩），使用外用類固醇的藥物效力更要減少。一般外用類固醇藥膏在使用數天至一周後病情改善後，便需要停用、轉用非類固醇藥膏或轉用藥力較溫和的類固醇藥膏。

外用類固醇的副作用包括皮膚萎縮，微絲血管擴張，色素沉澱，引發痤瘡、暗瘡爆發等問題，甚至有多毛症出現。而長期使用高劑量類固醇藥膏亦有機會經血液吸收及引起身體的副作用，包括引發白內障、青光眼、高血壓、高血糖、骨質疏鬆、月經失調或庫興氏綜合症的情況。

初春，濕疹出沒注意！

春季來臨，天氣日漸潮濕，亦是濕疹發作的時節。那為什麼春天特別多濕疹發作？可能與空氣中的致敏原有關。由於春天天氣潮濕，平均的相對濕度較其他月份高，有利塵蟎、霉菌的數量增長。而春天亦是各類野草、樹木開花及散發花粉之時，所以不論室內還是室外的空氣致敏原在春季都增多，或導致春季較多敏感症狀的原因。

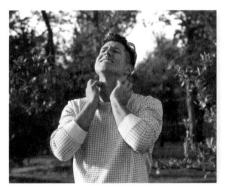

相比起食物引發的發作（如：奶、蛋、花生、大豆、小麥等），空氣中的致敏原對成年或較年長的兒童的濕疹患者影響較多。室內的致敏原還包括塵蟎（塵蟎蟲本身及其糞便）、貓狗的皮屑（沾了牠們的唾液／皮脂分泌）、蟑螂（死去的蟑螂、它們的糞便、唾液、分泌等）及霉菌。而室外的致敏源則有植物的花粉如草花粉、樺樹花粉等。

那怎樣減少空氣中的致敏原及減少患者對它們的接觸？減少塵蟎的方法包括使用防塵蟎套（選用緊密的微纖維編織的布料）套於床褥、枕頭。減少能蘊藏塵蟎的來源，如避免使用地毯、布料傢俬、容易積塵的毛公仔、書本等等。另外亦建議每週吸塵一次，塵袋應有兩層或高效能過濾網(HEPA filter)。使用抽濕機保持室內環境乾燥，床單、被單、枕頭套最少每週以55℃以上的熱水清洗以減少蟎蟲。因為塵蟎可被凍死，故把不能清洗的毛公仔放於電冰箱中內亦可減少塵蟎數量。

貓或狗的唾液或皮脂分泌的動物皮屑，亦可能是空氣中的致敏原之一。這些致敏原相對較細小，可懸浮於空氣較久。改善方法如限制寵物的活動範圍，避免進入睡房或跳到床上，都可避免寵物致敏原擴散。經常替寵物洗澡及家中吸塵等，亦有助改善

情況。蟑螂的糞便、唾液、分泌及蟑螂的屍體皆可形成空氣致敏原，而廚房因為是水源及食物來源，亦是全屋最多蟑螂致敏原之地。使用殺蟲用品、把家中的罅隙封好、徹底清潔並使用稀釋的漂白水清潔家中，及將食物存放於密封的容器中，都能減少蟑螂數量，從而減少致敏原。

還未有濕疹發作時前應該要預防呢？持續使用好的保濕潤膚膏，以預防皮膚乾燥及確保皮膚有足夠保護。潤膚膏應該在洗澡後或浸浴後立即塗上，並全日定時補充。潤膚成份可分為保濕劑(Humectant)、潤滑劑(Emollient)及封閉性保濕劑(Oc-clusives)等。保濕劑如甘油、透明質酸、尿素、山梨醇等，能鎖住角質層的水分，減少皺紋脫皮。而潤滑劑如植物提煉的可可巴油、月見草油、杏仁油等，則能填補角化細胞的罅隙，使皮膚滑溜柔順。最後封閉劑如凡士林、羊脂油、礦物油等，則可避免水份從皮膚表面蒸發而流失。洗澡時使用鹼液代替品或選擇溫和的鹼液，亦要避免使用含酒精的護膚產品。

濕疹初起的時候應該控制得越快越好，因為越延遲發作越嚴重越難醫治。另外，確保家中的暖氣不會過熱，以免空氣中濕度太低以致抽乾皮膚水份。

此外要保持家中空氣流通及減少塵埃積聚，太厚太熱的衣着亦會使皮膚出汗誘發濕疹發作。應該要穿着一層層輕易脫掉的衣服，而且最好是純棉或絲質，減少對皮膚的刺激。晚上穿上純棉長袖睡衣、剪短指甲等 ，減少搔癢機會，以減輕痕癢。

06 敏感肌的美白方案

敏感肌膚郁d都出事,可以美白嗎?如能應該要注意甚麼呢?

每天接觸不同的醫美客人,都有和她/他們討論護膚習慣,從中發現原來不少人有「敏感肌」這問題。她/他們有的多年來面上時常發紅,有些則嘗試過很多不同品牌及成份的護膚品亦未找到一個適合的;有些則使用大部份人認為溫和的護膚品,化妝品或防曬霜,也會有「刺」、「紅」、「燚焓焓」、「拮面」等反應。

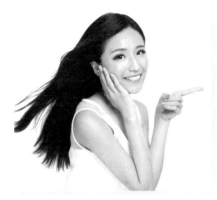

在醫學上究竟有沒有「敏感肌」這情況呢?又怎樣定義呢?在搔癢研究國際論壇(International Forum for the Study of Itch)最近一個專家共識中首次為「敏感肌」作出定義。敏感性皮膚綜合症(Sensitive skin syndrome)的定義為皮膚對外來的刺激引起不適的感覺包括痕癢、刺痛、繃緊、灼熱等,而相同的刺激對大部份人的皮膚並沒有引起相關的不適,並且這些不適的感覺並不能透過任何皮膚疾病而解釋。

有些專家提出敏感肌的出現可能與以下皮膚情況有關,包括濕疹、玫瑰痤瘡、牛皮癬、脂溢性皮炎、暗瘡等。

敏感性皮膚看上可以是正常或有泛紅現象,而這情況可出現於身體任何部位,當中面部最為常見。引起敏感性皮膚不適的刺激可以是外來的,包括紫外線、熱、冷、風等等,亦可能是護膚品化妝品內的成份引致,有些情況則是與精神壓力或荷爾蒙轉變有關的。

那麼,如果擁有「敏感肌」的皮膚,相對地對很多護膚產品或活性成分都不適用。那怎樣美白呢?如何選擇美白護膚品呢?

以下為對有「敏感肌」的美白方案：

✦ 保障皮膚屏障健康

由於「敏感肌」的皮膚屏障及角質層健康比正常皮膚為弱，外來的刺激物及過敏源較易入侵，造成過敏或刺激性反應。另外，由於表面屏障較差，鎖水能力較弱，「敏感肌」皮膚亦容易比正常皮膚為乾燥。故此，恆常使用具保護屏障功能的保濕護膚產品非常重要。

含有天然保濕因子(Natural Moisturizing Factor, NMF)的成分，能一定程度增加角質層的含水量，從而改善乾燥肌膚。NMF如氨基酸(Amino acid)、尿素(Urea)、鈉羥基皮酪烷酮(PCA)等。其他能把水分鎖住於角化細胞之間的成分如神經醯胺(Ceramide)、磷脂質(Phospholipid)、透明質酸(Hyaluronic acid)、膽固醇、脂肪酸、三酸甘油脂、神經鞘脂質(Sphingolipid)等等，它們可有效鎖住角質層的水分，可補充水分的流失。

✦ 避免過度去角質

不少人士都喜歡定期做磨砂或進行果酸換膚等治療，甚至家裏添備了洗面刷等美容儀器定期去角質。可是，對「敏感肌」的人士來說，這些習慣反而會令皮膚更加敏感。

角質層就好像保鮮紙般包裹著我們的身體、避免水份從體內流失。角質層中的角化細胞擁有天然保濕因子(NMF)，能夠從環境中或真皮層中吸收水份，保持角質層的水潤狀態。而皮膚表面亦有一層皮脂分泌(Sebum)，防止水份蒸發。由於「敏感肌」的皮膚表面屏障及角質層已經較為薄弱，去角質的療程反而會令敏感情況越來越差。

✦ 循序漸進添加美白成分產品

選用適合敏感性皮膚或屬於濕疹性皮膚專用的美白產品,通常這些產品成份相對純正及溫和。避免使用一些具揮發性、刺激性的成份,如含有酒精、香料、薄荷、水楊酸、精油、色素、礦物油、防腐劑等的美白產品。

另外,開始使用時最好先塗抹於面部或頸部小部位測試敏感情況;可於耳朵背後或魚尾紋旁邊的皮膚,小範圍塗抹美白產品連續五天,以觀察皮膚狀態。

✦ 皮秒激光療程

相比納秒激光對目標色素及周邊皮膚組織產生熱能而可能引發的肌膚傷害(反白、反黑),皮秒則減低了熱效應引起的副作用。被激光震碎的色素由於如塵般細小,能更快被皮膚代謝及清除。亦由於皮秒激光產生熱能較少,對皮膚表面散發水份的風險較低。所以對「敏感肌」減低因為表面水份散發而引起敏感的情況,相對地比納秒激光更適合用於敏感性皮膚人士。

✦ 預防亦勝於治療

要皮膚美白首先需要每天確保防曬功夫做得好。每天可使用低刺激的防曬用品,如物理性的防曬霜(含有氧化鋅Zinc oxide及二氧化鈦Titanium dioxide),保護皮膚免受紫外線傷害。

07 乾燥皮膚，告別寒冬！

秋冬季除了天氣漸涼外，濕度亦會降低，皮膚蒸發水分的速度因而增加。皮膚開始容易乾燥，甚至痕癢、脫皮等。面部、手部及四肢部是較容易乾燥的部位。為何會形成乾燥皮膚？究竟如何選擇護膚品，以免令皮膚變得乾燥繃緊？

我們的皮膚最外層是沒有生命的角質層。角質層就好像保鮮紙般包裹著我們的身體、避免水份從體內流失。角質層是已死亡的角化細胞層，大約有12至20微米的厚度，由大約12至16層扁平的角化細胞組成。它的厚度會隨年歲、紫外線照射及不同部位而有所變化，年紀越大，角質層則越厚。

角化細胞與角化細胞中間，有細胞間質，用以牢固連繫角質層的水分不被流失及蒸發。角化細胞擁有天然保濕因子(Natural Moisturizing factor, NMF)，能夠從環境中或真皮層中吸收水份，保持角質層的水潤狀態。而皮膚表面亦有一層皮脂分泌(Sebum)，防止水份蒸發。當乾燥天氣或皮膚乾燥不夠水份時，角質層就會缺乏水份，或會減低彈性，增加皺紋。亦會使角化細胞不正常地脫落，形成肉眼看得見的皮屑、脫皮現象。而皮膚亦有較多敏感、發炎機會。

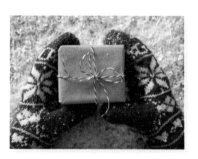

為何秋冬季容易引起皮膚乾燥？因為秋冬乾燥的冷風、低濕度、過度的室內暖氣等等，都會使皮膚的水份加速蒸發。生活習慣如愛用過熱的水洗澡甚至浸泡或使用潔力過強的清潔液及肥皂，都容易令皮膚表面皮脂及水份流失。另外，年齡亦會影響皮膚的水潤度：尤其超過五十歲後，皮膚較難留住水份以致較容易乾燥。皮膚疾病如異位性皮炎（濕疹）、牛皮癬、尋常性魚鱗病(Ichthyosis Vulgaris)、乾燥症等，某些藥物（如去水丸）及疾病（如甲狀腺分泌不足）亦會引致較乾肌膚。

　　究竟如何選擇護膚品成份，以改善乾燥皮膚？秋冬季選擇護膚產品，應該含有天然保濕因子NMF的成分，能一定程度增加角質層的含水量。它們可有效鎖住角質層的水分，可補充水分的流失，從而改善乾燥肌膚。

　　潤膚品種類繁多，究竟應如何選擇？秋冬季需要較高鎖水能力，應該選擇含較多潤滑劑成份的軟膏(Cream)及乳液(Lotion)。因為它們所含油分較重，亦不易帶走皮膚表面的水分。一些較乾燥的位置，如手肘、腳踭、小腿等，除軟膏及乳液外，亦有可能外加一些油膏(Oinment)。油膏屬含封鎖式保濕劑，可鎖住水分避免流失。

　　皮膚乾燥的人，平日除了使用含有保濕成分的產品外，亦要改善生活習慣，如減少洗面次數（一天不超過兩次）、減少洗澡時間及不要浸浴、減少用熱水沖洗、避免使用含肥皂及酒精的清潔液，轉用肥皂代替品或溫和清潔用品。此外我們洗臉後、洗澡後，當皮膚仍有一定水分的時候，一分鐘內需要搽上保濕成分的護膚產品，鎖住皮膚的水分。

　　秋冬也要注意防曬，尤其出外旅行在雪地環境，比起一般戶外環境有更多的紫外線接觸，因為紫外線除了從上而下外，還會經雪白的地面反射而上。別以為寒冷而忽視防曬的重要，因為不少滑雪度假者都會曬傷皮膚。冬季假日在浸泡溫泉後，皮膚上的皮脂流失，更令皮膚乾燥甚至痕癢。所以經常補充潤膚霜滋潤肌膚。

08 玫瑰痤瘡

皮膚白淨的陳小姐是售貨員，經常穿着制服並需要化妝。長期於化妝品的接觸下，發現肌膚變得又紅又敏感。細問之下，發現她多年來面上時常發紅，即使轉用很多不同的護膚品、化妝品或防曬霜，也會有「刺」、「紅」、「刮面」等反應。陳小姐以為自己應是「敏感肌」，需要較厚的底妝及遮瑕才能遮蓋她泛紅的面龐。她問，有什麼方法可以改善她的情況呢？

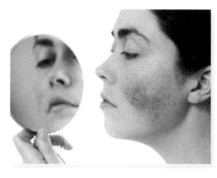

首先，她的敏感肌並不是醫學上稱為的「過敏性皮炎」或濕疹，而是玫瑰痤瘡(Rosacea)。這種疾病多見於30–50歲人士，當中又以女士較為普遍，成因尚未確定，但患者面部皮膚血管常見擴張，血液流動亦較多，故面部（尤其中間位置）會出現容易泛紅及皮下微絲血管增生。當患者曬太陽、天氣炎熱、處於高溫環境（如廚房、高溫瑜伽等）、進食熱湯、辛辣、酒精類的食物或飲品、運動、甚至情緒緊張時，容易有面部泛紅的情況，亦會較難退去。

由於陳小姐沒有丘疹膿皰（貌似於暗瘡的痤瘡），又沒有酒糟鼻，只有泛紅情況，故她屬於潮紅與微絲血管擴張型(erythematotelangiectatic type)。而受過某些刺激如曬太陽、極端環境（高／低溫）、情緒緊張、辛辣食物、喝酒、做運動後等，容易引發面部皮膚發紅持續不退，微血管明顯擴張及灼熱不適等。

除了潮紅與微絲血管擴張型外，玫瑰痤瘡還有以下三種類型：

- 丘疹膿皰型玫瑰痤瘡（Papulopustular rosacea）：面部發炎的紅色丘疹、膿瘡。外觀上與暗瘡相似，但沒有粉刺白頭，病發位置亦集中在兩頰部位。

- 酒渣鼻（Phymatous rosacea）：組織增生、皮膚漲大泛紅、增厚。最常出現

的位置是鼻子，也就是俗稱的酒渣鼻或酒糟鼻，但也可能在下巴、額頭或雙頰出現。

- 眼睛型玫瑰痤瘡（Ocular rosacea）：眼瞼紅癢、眼睛刺痛、流眼水或畏光等，屬於較嚴重的玫瑰痤瘡。

最困擾陳小姐的是面紅及面上的微絲血管，很難找到不刺激的護膚品及化妝品。給她的建議有幾方面：日常生活中要避免一些會令她面紅加劇的情況，如以上提及的飲食及環境因素等。另外，每天使用低刺激的防曬用品，如物理性的防曬霜（含有氧化鋅zinc oxide及二氧化鈦Titanium dioxide），保護皮膚免受紫外線傷害，因為陽光及紫外線會令玫瑰痤瘡病情惡化。日常護膚亦要注意避免用一些具揮發性、刺激性的成份（如含有酒精、香料、薄荷、水楊酸、尤加利精油、丁香精油）或含有顆粒的磨砂類產品。平日宜使用溫和的潔面產品，不宜大力磨擦面部，應用毛巾輕輕印乾。洗面後不宜立即塗上護膚品，應靜待一段時間以減少塗上時對面部的刺熱不適感。等待的時間因人而異，大致不過半小時。

至於面紅及微絲血管擴張的情況，除了可以用化妝遮蓋外，光學治療亦是認可有效的治療方法。普遍建議的治療為針對紅色素及微血管的染料激光及彩光，使擴張的血管萎縮。可是，激光及彩光需要專業人士主理，亦需要定期接受治療以保持效果，價錢亦偏向昂貴。另外，亦可使用外用藥物（針對泛紅型玫瑰痤瘡的brimonidine），得到美國食物衛生局FDA的認可。這外用藥物含有選擇性α2腎上腺激性作用劑，能有效地令面部擴張的微血管收縮。由於屬12小時長效，每天只需塗一次。副作用則有刺激皮膚、灼熱感、乾燥、痕癢、潮紅等，大多屬於輕度及暫時性。但藥物由於屬短期效應，並無法永久根除玫瑰痤瘡。還有其他針對發炎性的丘疹膿皰型玫瑰痤瘡的外用藥物，包括ivermectin，azelaic acid，metronidazole等。

以上均屬於醫生處方藥物，建議有疑問請先諮詢醫生

────── 美白及改善膚質 ──────

09 毛孔粗大如何處理

有想過為何臉上小小的毛孔，會引起人們這麼多的關注嗎？的確，粗大注目的毛孔，會令人感到皮膚粗糙，就算多美麗的面容，若果近距離接觸時被人看到明顯又粗大的毛孔時，也不期然會減低印象分。

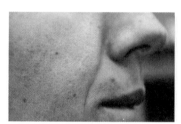

我們的皮膚擁有汗腺及皮脂腺，以此製造分泌物，用以保護及調節皮膚機能，將分泌物排出皮層的出口就是毛孔了。汗腺的毛孔非常小，肉眼很難看見。而人們常指的粗大毛孔，其實是皮脂腺毛孔。

有什麼原因會引致粗大毛孔呢？可以簡單地總括為三大因素－皮脂腺分泌旺盛、肌膚老化及毛孔閉塞。

皮脂腺分泌多少，因人而異，受基因遺傳及性別因素影響，外在環境如氣候、外用皮膚產品、暗瘡性膚質、荷爾蒙分泌也會影響。而額頭、鼻子、前面頰及下巴是臉上皮脂腺最活躍的地方，皮脂分泌較多。

另外，年齡老化、紫外線照射、吸煙等，都會引致皮膚的膠原蛋白流失。失去彈性的皮膚，就連毛孔附近的支撐也少了，造成毛孔鬆弛及擴張，看上去就顯得粗大。

而毛孔的角質層堆積到某一程度時，便會引起毛孔閉塞。閉塞了的毛孔無處釋放皮脂時，便會擴大起來，令毛孔顯而易見。當然，除了內在因素外，過度使用化妝品、護膚品或防曬產品，都可能是堵塞毛孔的原因之一。

你可能會問，那毛孔已經出現在臉上了，有方法去改善嗎？有的。首先保持肌膚清潔、徹底卸妝、定期做溫和的磨砂去除角質，以防止毛孔堵塞。同時，亦要留意應選用不會堵塞毛孔的化妝品及防曬產品。油脂旺盛的皮膚類型，經醫生評估後，

可考慮含有果酸、水楊酸或維他命 A 酸（Tretinoin）的具藥性外用作用護膚品，以減低油脂分泌。較嚴重的情況，可以使用化學換膚、激光治療等療法，亦能有效改善油脂分泌。

怎樣處理肌膚因老化而引起的毛孔粗大呢？可考慮一些可深入皮膚底層，刺激膠原蛋白增生的療程，如激光、分段激光、彩光、化學換膚、射頻，甚至是透明質酸和聚左乳酸注射等。要決定何種類型適合自己，最好還是經專業人士評估和判斷，因為當中不同方法涉及不同程度的副作用及風險，需要一一了解清楚。

10 暗瘡印與凹凸洞

有位男性朋友，他是一位典型的拼搏工作狂，年紀雖然輕卻已在所屬的專業範疇內佔一重要席位。從來都不「貪靚」的他，卻突然想處理他那些從青春期暗瘡爆發留下的大大小小的暗瘡印及凹凸洞。原來他要結婚了，想於結婚大日子那天以光滑的皮膚示人。

凹凸洞，指的是皮膚發炎後留下的萎縮性疤痕，在皮膚造成塌陷，一般並不會自然消失。除了凹陷的疤痕，暗瘡亦有機會引起凸起的疤痕（疤痕增生或蟹足腫），尤其是有疤痕體質的人士更易出現。剛新長出的暗瘡或發炎過後，亦會留下深淺不一的紅印。這些相信是發炎後血管擴張引致的暫時性紅色斑疹，大部份會自然消退，不會留下疤痕。而本身膚色較深的人士，在暗瘡凋謝後容易引發發炎後的色素沉澱(Post-inflammatory hyperpigmentation PIH)。這些啡色、深褐色的印，亦會隨時間漸淡，可是卻可能維持數月甚至更長時間。

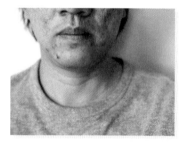

如果暗瘡已得到控制，並已穩定下來時，便可以著手處理因暗瘡而留下的紅印、啡印、凹凸洞疤痕等問題。針對紅印，可考慮一些能改善血管擴張、針對紅色素的激光（長脈衝激光、脈衝染料激光及彩光），而色素沉澱則可考慮能減淡色斑、啡色色素、膚色不均勻的皮秒或納秒激光、外用處方藥膏、果酸換膚、醫學磨皮等亦可不同程度地改善狀況。

凹凸洞則可考慮分段激光(Fractional Laser)或做微針治療(Microneedle therapy system)等。原理是先以幼細的激光束或微細的醫學用針以點陣式破壞表皮至真皮層，並透過自動的修復機制刺激皮下膠原蛋白增生，從而漸漸更生皮膚，撫平凹凸

洞。而疤痕增生或蟹足腫則可考慮注射式治療、冷凍治療或分段激光等。傳統方法如手術磨皮、激光磨皮(非分段)、深層果酸換膚等則因需要較長復原等候,手術後併發症亦較多,因而較少人接受。

不論激光或其他治療,大都需要數次以上重覆治療,而改善並非百分百,
亦非適合所有人士。有疑問請諮詢醫生關於各項風險等資訊

美容小家電

現代人注重健康及優質生活,在家裏可以用到的美容抗衰老產品需求亦漸漸增長。從前只能在美容院才做到的療程,例如脫毛、嫩膚,現在在家裏亦可做到了。在家能用的美容儀器,已漸漸成為熱潮,亦是各儀器廠商力爭的新進市場。究竟在家裏使用的儀器原理是什麼?效果如何?需留意什麼事項?

✦ 家用洗面機

每天我們皮膚的角質層會更新及脫落;環境中的灰塵及污染物、皮膚的油脂、外用的化妝及護膚品等等,都會堆積於肌膚的表面。所以潔面是保持皮膚健康透亮的重要一環。而適量適時去除角質(Exfoliate),亦可減少毛孔閉塞、粉刺黑頭等問題,亦可使皮膚更新更快、保持亮澤。另外,皮膚表面少了厚厚的角質層,亦可使活性成份的護膚品更能被肌膚吸收。而洗面機則透過轉動、振動或超聲波的刷頭,達致清除皮膚表面污物及去除角質的作用。

使用洗面機時,請勿太過頻密、使用力度或潔力太強,容易使面部皮膚過量失去油脂,甚至可能導致乾燥搖緊、刺激、泛紅、微絲血管浮現及敏感現象。建議剛開始使用時最好一星期一至兩次,皮膚適應後才慢慢增加次數。而當皮膚出現泛紅刺激時亦要停止使用洗面機數天,直至皮膚狀態回復正常後方可再用。

其他注意事項包括不要與家人朋友共用潔面儀,因為刷毛上容易帶有面上細菌,共用時可能把細菌傳開、引起毛囊炎或暗瘡。洗面機的刷頭亦要經常清洗、徹底風乾、及定時更換,以免細菌滋生。另外,亦避免磨沙成分產品和潔面儀一同使用,以免刷傷皮膚。面部皮膚不同位置的厚度、油脂分泌皆不同,所以使用洗面機時亦可根據不同位置而調整,甚至只用於某些部位(如額、鼻、下巴等毛孔粗大油脂多的部位),而其他部位則用人手清洗。適當運用儀器改善生活,可不要物極必反呢。

IPL家用脫毛機

光學脫毛，離不開激光、彩光或彩光合併射頻(Elos技術)。原理是透過毛髮毛囊中的黑色素吸收激光／彩光／射頻的能量後，熱能產生而引致破壞。單一次的熱能破壞未必足以完全破壞該毛囊，可能只是變得較幼小。而不同毛囊的生長週期並不一致，因光學脫毛是需要多次進行（約相隔4-6週不等）才能達致永久毛髮減少(Permanent hair reduction)的效果。

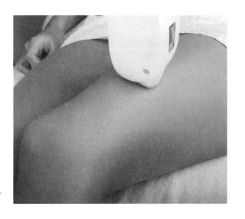

家用的光學脫毛機使用的是跟美容院／診所使用的技術是一樣（二極體激光 Diode Laser, 彩光IPL、彩光合併射頻Elos技術等），可是家用版的能量輸出較低，激光脈衝時間較長，接觸面的治療平台亦較細小，這些調節可確保自己使用更為安全。而某些FDA認可的家用激光脫毛儀，會智能探測到客戶的皮膚顏色，確保用家的皮膚是適合脫毛治療才會開啟激光能源，避免併發症的發生。

那家用的跟美容院／診所的效果有何分別？由於家用儀器治療接觸面較少、能量較低、故需要比一般治療更多次數，需要更長治療時間，才能完全覆蓋整個治療範圍及達致理想的毛髮減少效果。而且光學脫毛亦有風險，包括疼痛、暫時性紅腫、使用不當可能引起水泡、燙傷、疤痕、色素沉著等。而注意是治療前後2週都不建議治療部位曬太陽，以免增加不良反應的風險。建議用家可選擇美國FDA或歐盟認可的家用光學儀器，比較安全可靠。

美白及改善膚質

✦ 家用LED暗瘡儀

　　用於改善暗瘡的家用LED暗瘡儀，採用由可見光譜415至445nm的藍光及630至660nm的紅光組成的。形成暗瘡的原因有皮脂腺分泌旺盛、皮脂腺出口閉塞、及痤瘡丙酸桿菌(Cutibacterium acnes)在皮脂腺毛囊的出現引致發炎及痤瘡。

　　C.acnes細菌製造卟啉，並會積存於皮脂腺毛囊之內。照射藍光可以將皮脂腺內的卟啉產生自由基，從而破壞細菌細胞壁而引致細菌死亡。透過這樣可抑制痤瘡形成。紅光則可令皮脂腺加熱而產生熱能破壞，從而減少皮脂腺分泌及使皮脂腺收縮。另外，紅光亦有抗炎作用，進一步減輕痤瘡發炎現象。在多個臨床測試發現，使用具備有藍光及紅光的家用儀器，可令輕微至中度暗瘡情況改善。使用時間通常建議連續8–12星期，每次使用數分鐘至15分鐘不等。

✦ 激光增髮梳

　　針對男性型及女性型態掉髮(Male pattern/Female pattern hairloss)，一般的建議治療為外用藥物（男士為5% Minoxidil，女士則為2%）或口服藥物（非那雄胺Finasteride，只適用於男士），嚴重者則可考慮植髮手術。而增髮梳／頭盔，則採用了低能量激光(Low–Level Laser Therapy, LLLT)，透過紅色激光(655mm)，使用者連續使用16–26週或以上，研究發現使用者的恆久毛(Terminal hair)的密度較使用沒有激光的同外貌儀器為高。

　　低能量激光LLLT，亦被稱為冷激光或軟激光，因其低能量不會產生熱感，可是其紅光／近紅外線激光卻能促進組織修復及更新，並在傷口癒合、神經創傷、關節痛、中風康復等問題上有其療效。而在掉頭髮問題上，使用LLLT則相信其紅激光被毛囊吸收後，能刺激已進入靜止期的毛囊重入成長期，增長成長期的時間，增加在成長期活躍毛囊的數目，及避免毛囊過早進入退化期等，漸漸改善頭髮的密度和質

量。而其中一種運用655mm的紅激光的增髮梳，已分別於2007年及2011年取得美國FDA許可，用以改善男性型及女性型掉髮。建議使用每星期三次，每次慢慢地梳頭8–15分鐘，連續使用26星期或以上。

　　不論是家用還是診所用的激光增髮儀，其好處是甚少副作用（輕微情況如頭皮皮膚乾燥、痕癢、刺激等），亦不會疼痛，亦不像塗抹外用品般不方便。可是，價格屬較昂貴，亦要使用者有耐性及恆心使用才會見效。對於不喜歡用藥物治療或對其有副作用的患者來說，不失為可考慮的治療方法。

以上資料只屬參考，如有疑問請諮詢醫生

關於護膚品／化妝品到期日

不少人家裏都有堆積用不完或未開封的化妝品及護膚品，購物時興奮購入各式各樣琳瑯滿目的產品，可能未拆包裝已被擱置在櫃桶。化妝箱內或者有開封已超過一段時間但用不完的化妝品，究竟這些用不完或未開封的化妝品及護膚品是否能繼續使用呢？對我們皮膚有否影響呢？

原來護膚品及化妝品都有其最佳使用時間，儲存時間、溫度、濕度、是否有太陽直接照射等都會影響產品有效性及防腐程度。產品一旦開封後，經手指、塗抹器接觸就有機會把微生物（細菌、真菌）帶入產品內。如果產品超過保存時間而防腐功能減弱的話便會引起產品污染，受微生物污染的化妝品護膚品使用後可能會引致皮膚過敏、刺激、皮膚發炎、暗瘡爆發等等。尤其眼部的化妝品及護膚品要特別小心，使用變質或受污染的用品可引起眼瘡、眼挑針、眼睛發炎等情況。存放過久的產品亦有可能會變質，變味、變色、質地乾裂等等。

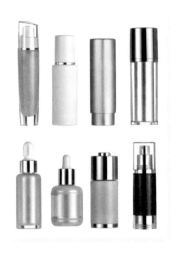

不同國家對化妝品及護膚品有不同的標籤要求，例如歐盟要求產品的保質期如少於30個月的話，要在包裝上註明到期日；如超過30個月的話，亦要在產品上註明開瓶後建議使用期限(Period After Opening, PAO)。而美國則沒有針對化妝品或非藥用性的護膚品有關標籤到期日期或製造日期的相關規定，主要靠製造商確保產品安全。日本方面，產品則大部份有註明製造日期（形式是YYYYMMDD）。如果保質期超過三年的話，並不需要註明到期日期，但要註明開瓶後建議使用期間。韓國大部份的產品有註明到期日期，開瓶後建議使用期間及製作日期等。

　　如果未開封的產品,在包裝上沒有註明到期日期的話,在最佳保存環境下大致上可保存兩至三年。溫度在攝氏15–25度、乾爽、空氣流通、沒有陽光照射的儲存地方為最佳保存環境。一般人認為的雪櫃,並非最好的保存環境。因為產品在放置室溫及雪櫃溫度的變化下反而令到產品加快變質,除非確保產品能長時間保存在雪櫃而每次使用後立即放回雪櫃內。當然,如果護膚品成份是天然、無添加、或無防腐劑的話,保存時間亦會大大縮短。

　　而PAO標籤是以一個圓柱瓶打開蓋子的卡通圖,上面標明數字及M(例如6M則代表6個月時間),是指產品開瓶後建議於多少個月內使用完畢。大部份眼部的化妝品或護膚品(如眼睫毛液,液體眼線筆)PAO都比較短,約3個月時間;潤膚霜乳液等約六個月;精華、化妝水約三個月;液體的化妝品與粉底液、唇彩約六至12個月;防曬約三個月至六個月;卸妝油約一年;唇膏、唇筆、眼線筆等約1–2 年不等。

　　消費者需定期要檢查化妝品護膚品是否已開封一段時間,如超過建議時間則要棄置不可使用。如沒有標籤的話如何知道產品已變質?可觀察產品的氣味、顏色、質地等;含油份的產品如變質後可能會有酸餿味或氣味改變,顏色可能由原本較淺色變為較深色。質地則可能會變得油水分離、乾裂變硬或變得濕潤。亦可查看是否印有批次編號,如有的話可嘗試尋找生產商詢問生產日期或到期日。

　　消費者亦要留意購買產品的來源,避免在網上購買二手或來源不明的產品,這些產品可能是已開啟、滲入其他物料、甚至假貨。使用化妝品護膚品時亦避免與其他人共用,減少產品污染機會。使用塗抹器或使用產品前清潔雙手,可保持產品乾淨。護膚品或化妝品如變乾的話亦不要加水以防產品污染,一旦使用後導致發炎或敏感的話便要棄置及更換。

13 面上有疣？

黎女士照鏡子近看皮膚時，留意到面上的粒粒越來越多。她擔心，究竟她的面及頸部的細小肉色粒粒，是疣嗎？會否傳染給家人？是怎樣得來的？聽說可以打疫苗預防？

經臨床觀察後，診斷黎女士面頸上的數十個約1毫米大小的扁平圓形肉粒為扁平疣。扁平疣可呈膚色或淺啡色，亦可在受傷後以單條狀出現，尤其於面、鬍鬚、手背、頭、小腿等位置。扁平疣是由於皮膚感染了人類乳頭瘤狀病毒Human Papillomavirus(HPV)而引起。這病毒是常見的一種具感染性的病毒，可在社區間傳染。HPV可引起皮膚及黏膜組織各樣的良性腫瘤，某些高危HPV亦有機會致癌，現今已多達150種HPV病毒確認。

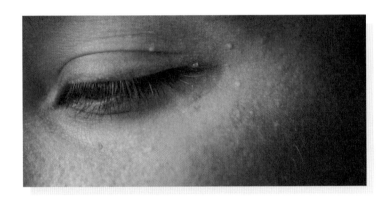

皮膚感染HPV後可導致尋常疣、足底疣及扁平疣，而生殖器官上感染了HPV則會引起濕疣。尋常疣約占所有皮膚疣種類的七成二，其中學童、小朋友等約佔兩成。足底疣在年紀較大的小童及年青成人較常見，大概佔所有皮膚疣的三成。而扁平疣則佔大約4%，疣由HPV3、10、27、38等引致。

　　一般皮膚上的疣並非由可致癌的HPV種類感染的，如免疫能力正常的人，皮膚如感染HPV病毒通常可以自動消除不需治療。如果疣引發的痕癢不適、越來越多、社交尷尬或如黎女士般怕傳染給家人的話，是可以尋求醫生的協助去改善的。常用治療方法包括二氧化碳／Er:YAG激光、液態氮冷凍治療、電灼，較大的疣甚至需要手術刮除。

　　患者要避免抓破有疣的部位，並於觸碰皮膚疣後要洗手。與家中成員亦要避免共用毛巾、化妝掃、剃刀、洗面擦等，以免病毒傳播。請注意現有的HPV疫苗，不論是二合一、四合一或是九合一，皆不能預防皮膚疣的感染。

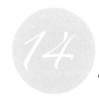

「駐顏粉底」搞邊科？

有些美容院療程中提及的「駐顏粉底」究竟是甚麼？當中的成分對健康有甚麼潛在風險？消費者需要留意甚麼？

「駐顏粉底」療程使用電動或手動微針，以微細針口刺穿皮膚並且導入色澤有如粉底般的美白植物精華。療程後聲稱能即時美白、改善肌膚質素等功效。由於精華液看似粉底顏色，而術後效果又可暫時性遮蓋色斑、暗啞，令膚色亮白，所以被稱為「駐顏粉底」，效果一般維持一至兩周。

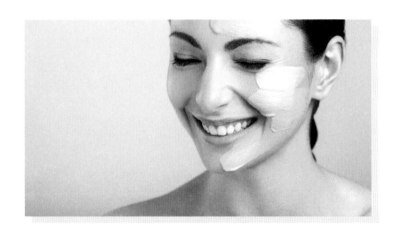

雖然「駐顏粉底」並非真正把化妝粉底液注入肌底，但是當中過程涉及使用麻醉膏，又有刺穿皮膚、導入外來物質等程序。如果使用不當或未受過培訓的人士操作，有機會造成傷口感染、血液傳播疾病、皮膚疤痕或敏感反應等不良風險。暫時香港未有法例規管此類療程，是否需要由醫護人員執行並未有定案，現時所見此服務提供者大多為美容院。

坊間的「駐顏粉底」療程，據知是使用一種由歐洲進口的美白精華，成分之一是二氧化鈦。使用說明上建議是外用的，並不建議用於針刺治療或混入填充物作注射

用途。可是,現時坊間普遍使用微針導入並且針的深度可以由0.25–2mm不等。面部表皮層深度大約只有0.1–0.3mm,就算使用最淺深度的微針,都有機會把活性成分穿過角質層、表皮層而帶入真皮層內。二氧化鈦除了有機會殘留於真皮層內外,亦有機會被吸收進體內並影響其他器官。

　　外用的二氧化鈦是無害的,可是研究顯示吸入相關成分有可能引致肺癌。而二氧化鈦殘留真皮層後,皮膚如曬太陽或接受激光治療,更可能引致光催化效應(Photocatalytic effect),增加皮膚細胞的氧化壓力及自由基的產生,長遠造成皮膚細胞的DNA破壞。由於種種不明朗因素,建議消費者接受治療前要考慮清楚。

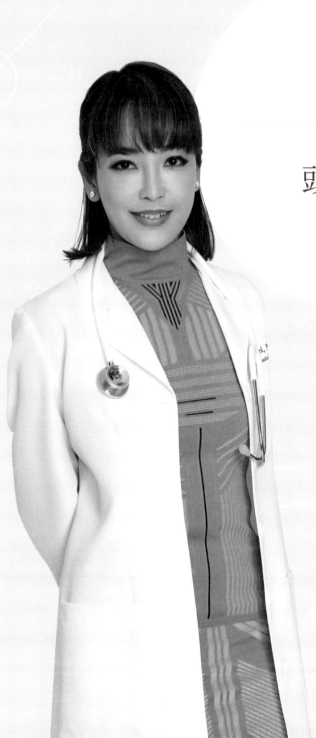

第
七
章

CHAPTER 07

頭髮護理

01 女性脱髮

積琪連二十出頭時，留有一頭及腰長髮，烏黑柔順，加上她的窈窕身段，輕易吸引不少途人的目光。年近四十的她，開始發現頭頂的頭髮越來越少，頭髮的分界線變得越來越闊。更甚的是，她害怕在電梯大堂裡看見自己的鏡中影像，因為天花板照下來的亮光，把她那僅被稀疏頭髮遮蓋的頭皮照得亮亮的，令脱髮的情況無所遁形。積琪連感覺到，她的女性特質正隨頭髮脱落而流失，而她亦因脱髮而剪掉了那把引以為傲的長髮。

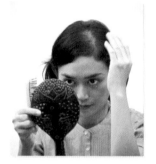

女性脱髮是經常被忽略的情況，亦相對男性脱髮得到較少的社會認同。一個研究顯示，有多達52%女性會對她們脱髮的情況非常或極度煩惱，相反男仕只有28%。脱髮可能令女性的自我形像變差，對自身吸引力顯得焦慮，令她們減少社交活動，甚至影響睡眠質素等。而女性型態掉髮(Female Pattern Hair Loss)是最常見的女性脱髮病因，同時亦會因年長而加劇。

什麼是女性型態掉髮(FPHL)？與男性型脱髮不一樣的是，女性型脱髮主要分佈在頭頂及頭髮分界線附近，而前額髮線是不受影響。但與男性型脱髮一樣，受影響的頭髮毛囊會逐漸變細，較粗的終端毛(Terminal Hair)逐漸變回較幼的柔毛(Vellus Hair)，而處於休止期(Telgon phase)的毛囊亦會增多。原因是多方面的，遺傳相信是最主要原因之一。

除了最常見的女性型態掉髮外，其他脱髮的可能性還有：

- 急性休止期脱髮(Acute telogen effluvium)：由急性疾病、手術、過度減肥或失血引起
- 慢性休止期脱髮(Chronic telogen effluvium)：由甲狀腺分泌過多過少、藥物或缺鐵性貧血引起

- 廣泛的圓禿（俗稱鬼剃頭）

- 疤痕性掉髮

- 拉扯性掉髮

- 生產過後的大量落髮(Telogen Gravidarum)等

藥物治療方面，針對女性型態掉髮，可考慮外用的2% Minoxidil 塗於脫髮部位。Minoxidil可停止毛囊過早步入休止期，亦可加長毛囊的生長時間。常見的副作用如局部乾燥、刺激、皮屑、痕癢、泛紅等，效果亦需較長時間才會看到。口服藥則需要評估情況，未必適合所有人士。手術類則有植髮及較少見之頭皮縮縮術等。其他如化妝遮瑕方法，不同類型的假髮、織髮、或髮形改善，均可不同程度地改善患者的外貌。

女性型脫髮普遍較遲求診，建議患者及早諮詢專業人士

02 植髮機械人

曾出席過一個國際性的學術會議,會上有一位台灣醫生分享了他使用植髮機械人的經驗。在進入自動化及數碼化的年代,連醫學治療的機械化也漸漸成熟及普及。現在除了有外科手術機械人外,植髮也有機械人了。

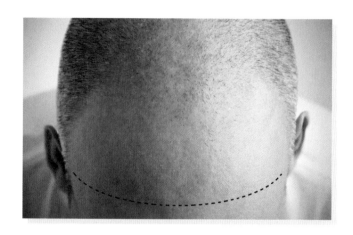

那植髮機械人跟傳統植髮有何不同?傳統植髮(FUT/Strip method)需要由頭部後方的捐髮區中用手術取下條狀的頭皮,然後將頭髮逐一跟據其毛囊單位分離,再於脫髮部位(如前額髮線、頭頂、分界線等)逐一植入。好處是技術成熟、手術時間較短、手術費較低,一次可移植多達上千個毛囊單位。可是卻會於後枕部位留下條狀疤痕,傷口恢復期亦較長,並需要拆線。

較新一代的植髮技術,稱為毛囊單株摘取術(FUE)或微創植髮。有別於傳統植髮,FUE是用幼小的鑽孔器將數百至千個毛囊單位由後枕的部位直接抽取,並不需要切皮及分離毛囊。由於傷口只比普通針口較粗一點,故癒合後沒有條紋疤痕,疤痕會不明顯,傷口亦癒合較快,較快能回復工作及日常生活,較適合喜歡短髮或希望復原期短的人士。可是,FUE是頗為耗時,對醫生技術水平要求亦較高,故價格亦較貴。亦不能像傳統植髮般一次可以大量移植。

　　植髮機械人其實也是FUE技術，不過把抽取毛囊的過程用機械人取代了，減少人手取髮時的誤差及對髮株的破壞。經過長時間的手術過程，醫生會因體力、精力下降而增加誤差。人是會疲倦而機械人則不會，所以機械人可確保穩定質量，甚至因此可將植髮數量增加。可是，機械人只能幫助手術其中一環，毛囊還是要人手逐一植入脫髮部位。而且，機械人在操作過程中還是要醫生及技術人員在旁監控及調整，並非如想像般可以躲懶喝咖啡呢！

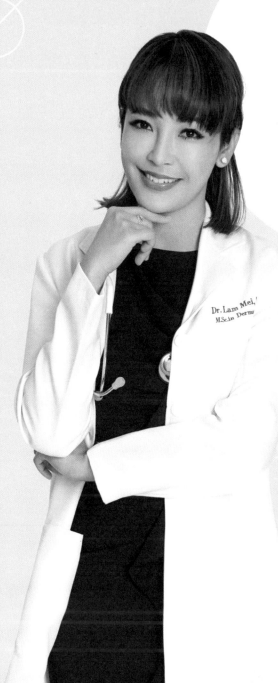

第八章

CHAPTER *08*

飲食與抗衰老

01 補充美麗

坊間有好多聲稱可以變美的補充品,例如美白丸、防曬丸、消脂丸等等,究竟功效如何?對身體有害嗎?

✦ 美白丸

有口服的美白補充劑成分例如有維他命C、維他命E、半胱氨酸等,也有提練自白色蕃茄的產品。白色番茄含有無色類胡蘿蔔素—六氫蕃茄紅素(Phytofluene)和八氫蕃茄紅素(Phytoene)。無色類胡蘿蔔素已確認可吸收紫外線範圍內的光線,所以六氫和八氫蕃紅素能保護皮膚免受UVA/UVB的傷害。此外,無色胡蘿蔔素亦能通過抑制黑色素合成而改善色斑,色素不均及發炎後色素沉著(Post-inflammatory hyperpigmentation, PIH)等情況。而它們亦有抗氧化功效,能保護細

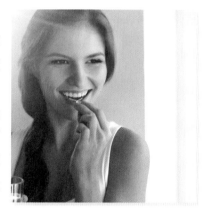

胞膜及細胞遺傳物質免受自由基破壞。另外,無色類胡蘿蔔素亦有抗發炎功效,可謂天然的抗炎劑。所以,透過減少UVA/UVB的破壞,抑制黑色素等功效相信能有效令膚色及色斑減淡。

✦ 防曬丸

「防曬丸」其實是含有一種名為Polypodium leucotomos 的蕨類植物提取物質。這種蕨類植物來自中美洲,有研究發現這種成份無論是外用或口服,都有抗氧化功效,能減少紫外線對皮膚細胞及DNA的破壞,甚至減低紫外線引起對皮膚免疫力抑

制等。可是，這口服成份暫不能取代外用防曬，只建議與外用防曬一同使用，能加強防止紫外線對皮膚的破壞。

✦ 消脂丸

消脂丸的主要作用希望能透過以下途徑去減少體內脂肪含量或減輕體重，包括增加脂肪燃燒速度、增加新陳代謝率、增加能量消耗等，另一方面則透過減少脂肪及碳水化合物的吸收從而減少整體卡路里攝取量。亦有些成份聲稱可以減少食慾或增加飽腹感，有些成份則是作為輕瀉，甚至利尿去水作用。

市面上林林總總的聲稱具有消脂減肥作用的保健食品，暫時大部份都是缺乏實證科學實證及根據。常見使用於消脂保健品的成份包括:咖啡因(Caffeine)、綠茶素(Green tea extracts)、共軛亞油酸(Conjugated linoleic acid)、左旋肉鹼(L- Carnitine)、毛喉素(Forskolin)、蒟蒻纖維素(Glucomannan)、牛磺酸(Taurine)、褐藻素(Fucoxanthin)等等。以上種種具有臨床研究證實效用的為數不多，而當中咖啡因及綠茶素為比較具有實證的成份。

某些成份可能對身體造成不良反應，尤其是患有長期病患、心臟疾病、高血壓、糖尿等人士需要資訊醫生意見才可服用。亦要留意某些成分早已在外國禁用，包括育享賓(Yohimbine)、麻黃(Ephedra)、氟苯丙胺(Fenfluramine)等，有機會引起心律失常、心瓣異常甚至有死亡風險。而保健品上的標籤成份亦未必完全反映真正產品內含有的成份，並且有可能在製造過程中受其他活性成分污染。

醫生的意見是並不建議使用所謂消脂產品去減重，建議尋找營養師及專業人士的意見，以飲食及運動去改善過重問題。當以上方法都不見成效時，才考慮以醫生處方藥物或手術輔助。

02 減糖可護膚？戒糖分是否可以美顏呢？

不少女明星們及名人都「聞糖色變」，盡量避免進食甜品或糖分高的食物飲品。究竟進食糖分與皮膚老化有何關聯呢？戒糖分是否可以美顏？

近年研究發現，原來飲食會引起「糖化現象」，加速身體衰老。解釋什麼是糖化現象前，首先解說我們的肌膚為何會老化。肌膚衰老的原因可分為外在及內在因素，外在環境因素最大的影響便是紫外線的破壞，其次為吸煙及飲食影響；而內在因素老化，可導致膠原蛋白、彈性蛋白減少、血管變化、皮膚變薄等。而糖化現象是加速我們的內在衰老因素之一。

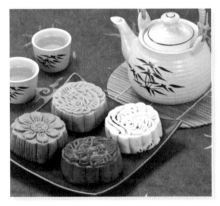

糖化的現象是什麼？身體裡的蛋白質、脂肪、核酸等經過非酵素糖化反應後，產生了糖化終產物(Advanced Glycation End Products, AGEs)。而糖化終產物除了把原來的有效物質遏止了功能外，亦降低了有問題蛋白質被代謝的機會。針對肌膚的影響，糖化終產物能令膠原蛋白變質，使其減少、容易折斷，亦會使皮膚細胞早日自我凋零，增加發炎反應等，種種層次的影響使肌膚提早衰老。

「糖化終產物」在皮膚的含量與年齡及照射紫外線的多少有關連，研究中四組自願者（不同年齡）的皮膚樣本發現，有紫外線照射的部份與被保護的部份作出比較。在暴露於陽光下的皮膚部位，AGEs含量分數比沒有照射的高出10%。所以AGEs會隨着衰老而累積，而某些情況亦會增加氧化壓力而加速糖化衰老現象，包括：紫外線照射、糖尿病、神經退化病等。

如何減少AGEs對皮膚的衰老傷害?以下為飲食抗糖化貼士:

✦ 避免高糖分食物

飲食中含高量單醣,如果糖、葡萄糖、乳糖、寡糖、麥芽糖等,吸收後體內增加物質的糖化反應,製造AGEs;所有高糖分飲料、甜品蛋糕、糖果、中式糖水等都屬此範圍。

✦ 避免進食高升糖指數食物

高升糖指數的食物(Glycemic Index GI)是一些可快速被消化及吸收的碳水化合物,攝取這類食物後會造成血糖急速上升,升糖指數高的食物包括白麵包、早餐玉米片、西瓜、冬甩、汽水、葡萄糖、麥芽糖等,而低升糖指數食物則例如瘦肉、雞蛋、豆腐、大部份的蔬菜、全穀雜糧、乳酪等,水果則包括有雜莓、布冧、桃等。

✦ 控制血糖水平

尤其是糖尿病患者,保持穩定血糖水平有助減少糖化現象。

✦ 避免烤煎炸燒烤等烹調方法

原來烹調食物的方法可直接使食物中的ACEs含量增加,例如烤、煎、炸、炙燒、燒烤、焙燒等。較理想的烹調方法包括水蒸、燉、沸騰、低溫煮食、減少煮食時間及減少使用加工過的食品等。

✦ 保護皮膚免受紫外線照射

選用具有足夠保護力的防曬產品，例如SPF 30或以上及最少PA++等。使用份量要足夠及夠厚度，進行水上活動時需要立即補充。避免在紫外線最強烈的時段（早上10時至下午4時）直接曝曬，亦建議戶外活動時穿上具保護性的衣物如戴闊邊帽、長袖寬鬆的衣物、太陽眼鏡、傘子等。

✦ 減少酒精攝取

研究亦發現，飲用酒精增加糖化壓力，故此避免過量酒精攝取。

✦ 增加肌肉重量

20歲以後，基礎代謝率會隨著年齡增長而逐漸下降，因為體內的肌肉淨重量減少。由於肌肉會消耗更多血糖能量，減少肌肉會令代謝率下降而血糖容易上升。故此要加強負重運動的訓練，從而增加肌肉厚度及休息代謝率。

✦ 多吃抗氧化食物

抗氧化劑則有助對抗氧化壓力，減少AGEs對皮膚的傷害，類胡蘿蔔素(Carotenoids)是其中一種常見的天然抗氧化物。它可在紅、黃、橙色的蔬菜水果及綠色大葉蔬菜中吸取，如紅蘿蔔、蕃茄、燈籠椒、番薯、木瓜、菠菜、芥菜、西蘭花、玉米等等。而我們常喝的綠茶，也是其中一種天然的抗氧化劑。綠茶中的兒茶素(Catechin)，屬茶多酚的一種，能有效清除體內的自由基及活性氧分子。

03 彈得起的飲料

各大護膚品牌及日本韓國等生產商都有不少不同種類的口服膠原蛋白補充品，例如是膠原丸、膠原飲料、膠原粉等等。究竟使用這些膠原補充劑，是否能有像廣告般提及有彈得起的皮膚呢？使用時間是多久才有效果呢？對身體有沒有副作用呢？

市面上可買到的膠原蛋白補充劑，大部份含有水解膠原蛋白。通常來源自海產（例如魚皮）或牛，而經過水解後的膠原蛋白較易被人體吸收及消化。消化後的水解蛋白變成肽，肽由腸胃吸收後經血液可被身體各器官使用包括皮膚。

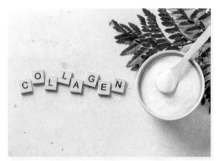

近數年已有不少臨床研究，實驗口服膠原蛋白對皮膚的改善。發現口服一定劑量的膠原蛋白一段較長時間，例如12星期以上，的確對皮膚質素有各方面的改善。

一個2017年發表的研究找來71位志願者，介乎30至60歲。一組自願者每天飲用含有3000毫克的膠原蛋白的飲料，另一組飲用沒有成份的安慰劑。連續12星期後，研究發現飲用膠原蛋白的一組皮膚水潤度及彈性都有數據明顯的改善，而眼周的皺紋亦有顯著減少。

在2018年一個來自韓國的臨床研究，亦找來64位年齡介乎40至60歲的女士志願者做雙盲測試，每天服用1000毫克的低分子量膠原蛋白（來源自魚皮）連續12週，並和服用安慰劑的志願者做對比。研究發現，服用膠原蛋白的志願者比起服用安慰劑的志願者，皮膚質素不論皮膚含水量、皮層水分流失率(TEWL)、皺紋嚴重性及皮膚彈性都有顯著改善。

臨床研究的證據看來，長時間服用口服膠原蛋白的確對皮膚有一定改善。要留意的是，現在還未有一個確實的使用份量及時期建議。而消費者亦需要留意膠原蛋白補充劑的成份標籤及成份來源。膠原蛋白最好是水解蛋白，較易被人體吸收。如果對海產過敏則避免選用來源之魚類或海產類的成份，相反對牛肉過敏的人士則避免來源自牛的產品。

消費者亦要留意，口服產品有幾多添加成分。如果是膠原蛋白飲料的話，很可能已加入糖分、果汁、或其他含熱量的成份，有時候甚至會加入咖啡因來提神。由於這些都不是純膠原蛋白，過量飲用會增加熱量吸取導致肥胖。比較好的選擇為純正的無添加的膠原蛋白粉。另外的添加成分亦留意會否會攝取過量某類型維生素及微元素等。長期病患者、懷孕期間及授乳期間亦需要諮詢醫護人員意見才可服用。要皮膚彈得起，就要做個精明的消費者。

保養，越早越好？

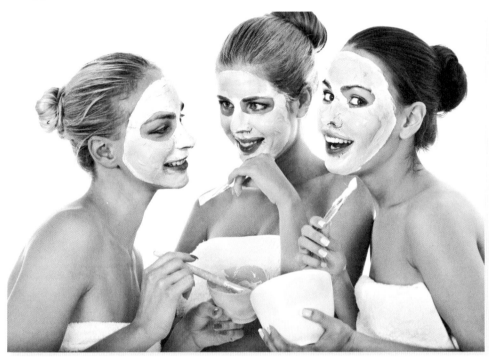

很多人對醫美行業的朋友都很感興趣，會詢問很多有趣的問題。其中最常問及的是做肌膚保養、甚至醫美治療什麼年齡開始最合適。他們憂慮太早開始保養的話，到老時便沒得可做了，或者一旦停止保養的話比原來更衰老。

究竟肌膚保養，是否越遲越好？從事醫美的醫生一般認為反而越早越好，因為問題還在早期時處理較簡單及容易、副作用一般較少、復原時間較短。反之，肌膚問題已很長久及嚴重時，未必能靠單一治療來處理，甚至需要手術的幫忙。現時不少醫美項目都能針對肌膚衰老的源頭作出改善，使皮下膠原蛋白增加、組織自生等。療程好比買起了時間，暫緩了衰老。一旦停止保養後，就算治療效果慢慢流失，肌膚大多回復致治療前水平，可是仍賺了療程期間暫緩了的時間。

　　以皺紋為例，早期的面部皺紋通常是做表情時才出現的，而且較幼及較淺。當日積月累的表情習慣，加外在環境因素如紫外線、吸煙等，令皺紋加深，甚至引起皺摺深坑及沒有表情時都留下痕跡的靜態紋。早期的動態紋可以肉毒素注射來改善及延緩，如已經成為深坑，除了使用放鬆肌肉的肉毒素外，還要用上填充劑填補皺摺、分段激光或微針等改善如疤痕般的皮膚摺痕。越遲處理，不論治療的複雜性或費用皆較為多。

　　另外，面部色斑問題亦十分常見，當有色斑時才開始保養，則通常需要較昂貴的治療如激光彩光、果酸換膚等才能有效改善。如果能從小保養肌膚，養成防曬習慣，其實可以延緩甚至避免許多因紫外線累積性破壞而引發的衰老問題，如色斑、皮膚角化、毛孔鬆弛、微絲血管、皺紋等等。所以肌膚保養，還是越早越好。

大麻？大麻二酚（CBD）？

近年人們越來越注重優質生活質素及健康體質，運動、健身、健康飲食、保健食品都成為大潮流。而大麻二酚(CBD)這名稱亦開始出現，在不少實體店、網店、餐廳甚至咖啡廳都有售賣聲稱含有CBD成份的產品、食物甚至飲品。商家在宣傳品上標榜CBD無害、具紓緩焦慮和疼痛作用，以及能預防和治療失眠、濕疹和其他皮膚病（例如牛皮癬、濕疹及暗瘡），甚至將其添加至咖啡、啤酒、果汁、美容護膚品等產品中。究竟CBD是什麼？和大麻有什麼關係？要小心什麼陷阱呢？

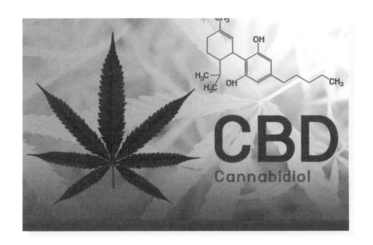

火麻和大麻

提起大麻，一般會聯想到毒品。但原來大麻在全球分佈很廣，生長在溫帶的是「普通大麻」（或稱為火麻、大麻，俗稱麻）學名叫Cannabis Sativa，英文是Hemp，即中藥材火麻仁及製造麻繩的原植物。而生長在熱帶的是大麻的一個亞種，稱為「印度大麻」（學名叫Cannabis Indica，英文是Marijuana/Cannabis）。「普通

大麻」含樹脂極少，沒有人把它的雌株作為毒品使用，在原產地中國已有六千多年的種植歷史。大麻莖皮中有大量長而韌的麻纖維，是古老的製衣、製繩和造紙的原料。香港中醫師處方火麻仁潤腸通便，涼茶店製售火麻仁糊，已有很久的歷史，並未發現類似毒品的不良反應。相反，「印度大麻」雌株上部的嫩葉、幼嫩果序和毛狀體含多種大麻酚類的樹脂樣物質，主要成份是四氫大麻酚（THC, tetrahydrocannabinol），有致幻作用。其嫩葉和幼嫩果序可製成毒品大麻煙，因此被政府禁止種植及使用。

✦ CBD和THC

　　CBD為大麻二酚(Cannabidiol)的縮寫，是大麻植物中近百種活性成分的一種。據稱有止痛、抗發炎、抗痙攣、抗氧化、止吐、抗焦慮、抗精神病等潛在效益，對於部分難治疾病有治療效果（如頑固性癲癇），亦開始有關於抗癌症的早期文獻。

　　而大麻、大麻樹脂及若干種大麻素（包括四氫大麻酚(THC)及大麻酚(CBN)），在香港均屬受《危險藥物條例》管制的危險藥物。由2023年2月1日起，在香港CBD亦同樣被列為《危險藥物條例》（《條例》）下的危險藥物。根據《條例》，販運（包括進口和出口）及非法製造CBD，最高可被判罰款五百萬元及終身監禁。在違反《條例》的情況下管有和服用CBD及其產品，則最高可被判罰款100萬元及監禁7年。海關提醒市民切勿從海外攜帶大麻類或標示含有CBD的產品返港。四氫大麻酚THC則是大麻中的一種大麻類物質，長期以來被認為是主要的精神活性成分，也就是讓人致幻及上癮的物質。

　　在美國聯邦法律及中國的法律中，四氫大麻酚(THC)含量低於0.3%（乾物質重量百分比）的大麻屬原植物及其提取產品，稱為工業大麻，為合法產品。而火麻

(Hemp)屬此類，其THC價值低於0.3%，而CBD含量約18-27%。而禁用的大麻 Marijuana，其THC成份約5-20%，甚至高達30%而CBD則只有0.1-2%。

須注意的法律風險是，CBD一般從大麻提取，CBD產品有可能含少量四氫大麻酚。不同於中國和美國，在香港含四氫大麻酚或其他危險藥物的產品，不論所含濃度多少，均被視為危險藥物，並受《危險藥物條例》管制。販運危險藥物或非法將危險藥物進口香港及從香港出口獲取、供應、製造危險藥物等，均構成刑事罪行，非法管有或服用危險藥物亦屬刑事罪行。

執法部門（包括香港警務處和香港海關），在不同地點檢取和測試聲稱含有CBD的產品。自二〇一九年起至今，這些執法行動已進行了接近120次。在已送交政府化驗所並已完成樣本檢測的產品中，有約三分之一的樣本被驗出含有THC，當中涉及超過4000件被檢取的產品。

CBD屬於藥物嗎？2018年美國食物及藥物管理局已批准了純化CBD的口服藥物「Epidiolex」在市場出售，以醫治耐藥性癲癇，可見CBD已被歸類為藥物等級。可是，直至現時為止，在香港暫時未有任何含有CBD成份的藥物在衛生署註冊。

而根據〈藥劑業及毒藥條例〉（香港法例第 138 章），任何含CBD的藥制製品均被列為第1部毒藥及處方藥物，受規管藥劑製品制度規管。這些藥劑製品更只可由註冊醫生或獸醫供應，或由註冊藥房在藥劑師監督的情況下按照本港註冊醫生或獸醫開出的處方銷售。

而聲稱有預防疾病或藥用功效的CBD產品，則有機會違反《商品說明條例》（第362章）的規定。根據該條例，商戶如在沒有足夠證據的支持下就有關貨品作出虛假或具誤導性達關鍵程度的陳述，可構成虛假商品說明的罪行。此外，如屬藥物的話，則受《不良廣告（醫藥）條例》（第231章）所規管。

飲食與抗衰老

　　而CBD已知的副作用包括影響肝臟功能（包括影響肝酵素指數）、嘔心、肚瀉、缺乏胃口、渴睡、疲累、影響駕駛或儀器操作、影響其他藥物的代謝從而潛在加強藥物的副作用等等。所以，CBD並不如坊間形容一般純天然或完全無副作用，應該要以藥物的概念對待。而CBD成份對多種疾病的影響暫時還在非常初步的階段，需要更多臨床數據才能證實其功效。

06 抗衰老產品知多啲：NMN與「諾加因子」

什麼是NMN？和「諾加因子」有什麼關係？未講解NMN之前，首先要解釋什麼是NAD+（即市場上俗稱的「諾加因子」）。煙酰胺腺嘌呤二核苷酸(Nicotinamide adenine dinucleotide, NAD+)，是一種在體內每個細胞中發現的關鍵輔酶，它參與數百個代謝過程，主宰人體新陳代謝、DNA修復、身體機能的必須元素。

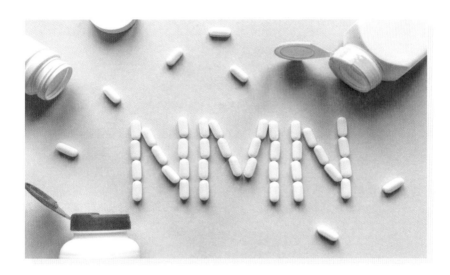

人體內的NAD+水平會因為年齡增長而大幅下降。隨着年齡增長，體內的NAD+水平會逐漸下降，從而加速衰老，例如與20歲時的NAD+水平，到其50歲時會下跌至一半。這個因素會引發出不同大大小小的健康問題，導致神經和肌肉衰退，心腦血管代謝健康下降，以及細胞修復及精力恢復的能力下滑。

而NMN（即是β-煙酰胺單核苷酸 / β-nicotinamide mononucleotide）是維他命B3(Nicotinamide)的衍生物，NMN與NR(Nicotinamide riboside)可以直接轉化成人體必須要的NAD+，而達到抗衰老、促進新陳代謝、修復DNA細胞等逆齡效果。

在哪裏可以攝取NAD+？NAD+並不可以穩定於室溫儲存狀態，亦不能透過口服後直接提升體內NAD+水平。所以人體需要透過服用NMN或NR才可有效提升NAD+，而不是直接服用NAD+。

食物中只能獲取少量NMN(1mg/kg)，例如牛油果、西蘭花、椰菜、火雞及雞肉、全麥麵包、雞蛋、牛奶、三文魚等等。如果需要達到建議的使用份量（例如每天250mg 至500mg），便需要進食高達250kg的相對食物才能足夠，現實上幾乎不可能，現時的NMN或NR補充產品大多是以粉末或丸裝出售。

NMN如何抗衰老？對何種情況有聲稱的改善呢？有臨床前研究表明NMN在心臟和腦缺血性中風、阿茲海默症(認知障礙症)、飲食和年齡誘導的2型糖尿病和肥胖中具有多種藥理活性，這些都與NAD+的缺乏有關。不少研究指出，NMN可以促進新陳代謝、減低肥胖機會。透過提升NAD+水平，聲稱可以提高脂肪代謝，亦可以預防肥胖或糖尿病等代謝性疾病。

NMN的補充亦有助提升肌肉的NAD+水平，增加耐力endurance的提升。研究顯示NMN可以逆轉老鼠血管內的RNA水平，從而令到血管年輕化，幫助預防動脈粥樣硬化、改善心血管同埋腎臟疾病。NMN亦可活化體內的長壽蛋白Sirtuins、清除自由基，長時間服用令皮膚質素改善。

　　市面上有NMN及NR補充產品，兩者應如何選擇？NMN在研究報告中的測試份量介乎於200–400mg，以有效提升體內NAD+的水平。而根據最新的研究報告，口服NR(Nicotinamide　Riboside)的測試劑量都需要很高。換算成一個180磅的成人來說，幾乎要服用2000mg NR才有效果。

　　比較NR和NMN的功效尚無定論，因為這兩種分子從未在人類身上並排研究過。迄今為止，兩者均已被證明可有效提高人體NAD+水平，並且可以安全食用。在兩項不同的研究中，NMN補充劑似乎支持肌肉中健康的胰島素敏感性並提高有氧能力。補充NR可以增加大腦中的NAD+水平並降低中樞神經系統中炎性細胞因子的水平。這些研究基於不同的劑量，因此需要在更大、更廣泛的試驗中進行確認。

　　理論上年齡越大，需要補充NMN/NR的需求越大，因為NAD+會隨着年齡而下降。

　　市面上的產品產品背後的數字是代表每瓶產品中所蘊含的NMN總數量（以mg毫克計算）。如NMN10000就代表每瓶含有NMN10000mg，若每瓶總共有60粒，即每粒含有約167mg的NMN，普遍建議食用分量為每日1–2粒。之前提及建議使用量為每天約250mg，換算60粒的話即是需要產品最少含有NMN7500（每天食兩粒）或NMN15000（每天食一粒）。

　　根據臨床文獻表示，NMN是可以每日服食的。以每天攝取250mg–1200mg的劑量範圍來說，臨床測量結果顯示對人體並無不良影響，證實NMN可安全有效地在體內代謝，沒有任何副作用。

　　一個國際研究小組在日本進行了第一次NMN人體臨床研究，以調查該分子的安全性。儘管 1 期臨床試驗的規模很小，但研究表明高達500毫克的口服NMN劑量對人體是安全的。

NMN作為膳食補充劑的安全性已在許多FDA批准的臨床試驗中得到證明，在世界衛生組織(WHO)註冊的其他臨床試驗也在檢驗NMN的安全性和有效性。在美國，華盛頓大學醫學院的研究人員正在進行一項臨床試驗，以測試NMN對心血管和代謝健康的影響，每日劑量為250毫克。波士頓布萊根婦女醫院的另一項臨床研究也在測試補充劑對身體的影響以及是否有任何副作用。

消費者亦要留意，此類產品純屬補充品、保健產品，並不能代替藥物達致醫療功效。

如有任何疑問，請先諮詢你的家庭醫生或醫務人員才開始服用

來一口美顏軟糖？！

坊間出現稱為HIFU糖的美顏補充品，食這類糖可以抗衰老嗎？前文有提及減糖可抗衰老，因為飲食中如含高量單糖（例如果糖、葡萄糖、乳糖、寡糖、麥芽糖），吸收後體內會增加糖化反應，並產生糖化終產物。糖化終產物令膠原蛋白變質，使其減少折斷。亦會使皮膚細胞早日自我凋零，增加發炎反應等。種種層次嘅的影響會使肌膚提早衰老。如果都是「糖」的話，要護膚的話理應可免則免，但為何坊間的美顏軟糖又可以護膚抗衰老呢？

原來坊間的稱為HIFU糖的美顏軟糖，含有膠原蛋白(bioactive collagen peptides)及其他添加成分，亦不含真「糖」，其中的甜味是由代糖（異麥芽酮糖醇、麥芽糖醇）及水溶纖維而來。故此並不會引起糖化現象及血糖上升問題，但食用這類含有膠原蛋白的軟糖是否真的有美顏作用呢？

近數年有不少臨床研究，實驗口服膠原蛋白對皮膚的改善。發現口服一定劑量的膠原蛋白一段較長時間，例如12星期以上，的確對皮膚及關節退化有各方面的改善。

但消費者要留意以下事項：

膠原蛋白成分

直接進食膠原蛋白的話會被消化並分解為氨基酸，人體其實是不能直接吸收膠原蛋白的。可是，本身不能直接吸收的膠原蛋白，經過水解反應後，能產生體積較細的二胜肽或三胜肽。這些胜肽能被腸道順利吸收，經血液傳遞至各種器官使用（包括皮膚）。所以選擇膠原蛋白補充成分時，要選用水解膠原蛋白(Collagen hydrolysate/Hydrolyzed collagen)，另外名稱：膠原蛋白胜肽(Bioactive collagen peptides)。

市面上可買到的膠原蛋白補充劑，包括以上提及的美顏軟糖，是含有膠原蛋白胜肽。消費者在選擇時可細閱產品標籤。

進食份量

針對皮膚的膠原蛋白研究報告，所服用的份量大至介乎於每日2500–5000毫克（水解膠原蛋白、低分子量膠原蛋白）。研究發現，服用膠原蛋白的志願者比起服用安慰劑的志願者，皮膚質素不論皮膚含水量、皮層水分流失率(TEWL)、皺紋嚴重性及皮膚彈性都有改善。亦有研究顯示服用膠原蛋白對指甲及頭髮的健康有改善，另有針對橙皮紋的研究發現服用膠原蛋白對比安慰劑相對有所改善。

而針對關節退化的研究報告，測試的膠原蛋白進食含量高達每日10克。服食一段時間後，研究發現膠原蛋白補充劑的一群比安慰劑群組減少膝蓋關節退化引起的痛楚及增加關節柔軟度。

以上提及的美顏軟糖，建議服用量一日三粒，共含有膠原蛋白胜肽2500毫克。

服用時期

臨床研究的證據看來，長時間服用口服膠原蛋白的確對皮膚有一定改善。要留意的是，現在還未有一個確實的使用份量及時期建議。對皮膚的改善的研究大多約8–12個星期，針對關節的研究則長達4–6個月。故此，如要服用膠原蛋白補充劑至一定的成效，需要時間投資。

產品內其他添加劑

消費者亦要留意，口服產品有多少添加成分。如果是膠原蛋白飲料的話，很可能已加入糖分、果汁或其他含熱量的成份，有時候甚至會加入咖啡因來提神。由於這些都不是純膠原蛋白，過量飲用會增加熱量吸取導致肥胖。比較好的選擇為純正的無添加的膠原蛋白粉。另外的添加成分亦留意會否會攝取過量某類型維生素及微元素等。

以上提及的美顏軟糖，有添加維他命C、其他微量元素、鈣或維他命D等，如有服食其他維他命補充劑則要注意每日攝取量上限。

✦ 膠原蛋白來源

消費者亦需要留意膠原蛋白補充劑的成份標籤及成份來源。膠原蛋白最好是水解蛋白，較易被人體吸收。如果對海產過敏則避免選用來源之魚類或海產類的成份，相反對牛肉過敏的人士則避免來源自牛的產品。以上提及的美顏軟糖，蛋白質來源自豬。

另外，長期病患者、懷孕期間及授乳期間亦需要諮詢醫護人員意見才可服用。

總括來說，服食美顏軟糖有一定對皮膚改善的作用，但消費者需要注意以上事項及細閱產品標籤，並比較市場上的各種同類型產品，以選擇最合適自己的膠原蛋白。

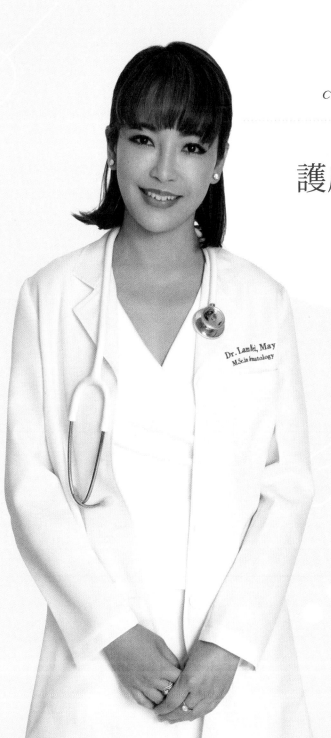

第
九
章

護膚趨勢

01 純淨美容(CleanBeauty)真是純淨?

歐洲最近掀起純淨美容(Clean Beauty)之風,甚麼是Clean Beauty?它與天然有機又有何分別?成分天然是否意味著產品安全有效?一般 Clean Beauty摒棄的「有害」成分有哪些?怎樣聰明地選用Clean Beauty產品?想查核Clean Beauty產品成分可以有哪些依據?

「 純淨生活運動 」(Clean Living Movement)的崛起源自近年消費者對健康及整體生活質素有更廣泛及高層次的追求有關,現代人已經不滿足於只追求健康的身體及心靈,還需要達到general wellness,當中含括了心理、身體、情感、社交、環境和精神生活等的良好與平衡。Clean Living Movement的主旨是創造一個更安全、更可持續的世界。當中的「Clean-eating」便是鼓勵人們選擇未經提煉和最低加工的食物。

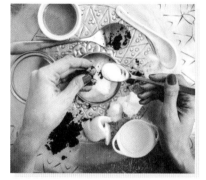

直至今天,業界還沒有對Clean Beauty作出一個清晰及統一的定義。美國食品藥品監督管理局(FDA)沒有對Clean Beauty提出的定義;而根據英國化妝品立法,「Clean」一詞亦沒有法律定義。一般共識是,Clean Beauty是護膚及美妝產品內,不含有被認為對人類和地球不安全的成份。Clean Beauty產品使用的是由最接近自然的成分或加工最少的成分組成,而當中沒有對人體的有害毒素。

這一場推崇Clean Beauty的運動其實是由市場(包括產品供應商及KOL / Celebrities) 發起的,並非由皮膚專科醫生或美容業供應者所提倡。運動的背後其中一個重要推手包括有荷里活影星Gwyneth Paltrow,這數年間她在其擁有的「Goop」生活品牌及銷售網站上,教育及推廣關於Clean Beauty的概念,吸納了可觀人數的粉絲。消費者繼「天然」、「有機」之後,開始追求及吹捧Clean Beauty。面對市場

上的改變，不少大型或傳統護膚化妝品供應商這數年間亦陸續加入Clean Beauty市場，包括收購已成熟的小眾Clean Beauty品牌，及推出自己的Clean Beauty標籤，方便消費者採購產品。

Clean Beauty 與天然(Natural)、有機（Organic）、純素（Vegan）、零殘忍(Cruelty-free)、(Green)又有何分別？

- 天然(Natural)產品的成分一般來自植物和大自然，並經過極少加工。
- 有機(Organic)產品用非基因改造成分製成，並要確保在種植、培養、收成、製作和保存的過程中，沒有使用化學除草劑、殺蟲劑、殺真菌劑或抗生素。
- 純素(Vegan)護膚品意味著該產品不含動物成分、動物副產品或動物衍生成分。因此，不使用膠原蛋白、羊毛脂、角鯊烯、蜂蜜和角蛋白等傳統成分。
- 零殘忍(Cruelty-free)意味著成分和最終產品尚未在動物身上進行測試。
- 綠色美容(Green)通常產品是可持續製造的，不會透過製造或回收來危害地球。

由於以上標籤都未有標準化的規範，容易使消費者出現混淆。「純淨」不一定意味著無化學物質，亦不代表使用有機成份。

現時大部份的個人護理用品都會添加不同程度的添加劑，以確保產品穩定性、防腐抗菌等等。這些添加劑很多時是人工化合物或石油提煉副產品。當成份全「天然」的時候，就要採用香料和植物提煉的精油及有機酸等成份以達致防腐效果。可是，大多數「天然」產品都含有潛在的過敏原，主要是香料和植物。

「天然」防腐劑主要由精油和有機酸組成，精油種類繁多，其中一些具有抗菌特性。缺點是，其中許多含有芳香的成分，如檸檬烯(Limonene)和香茅(Citronellol)，可能引起刺激性反應。雖然精油通常稀釋到不到1%，但這仍然會在敏感皮膚中引發過敏反應。

　　一般Clean Beauty摒棄的「有害」成分有哪些？由於未有統一的定義，不同公司產品有不同的「禁用成份表」，以下是一些例子：

- 滑石(Talc)
- 對羥基苯甲酸酯(Parabens)
- 礦物油(Mineral oil)
- 石油(Petrolatum)
- 丙二醇(Propylene Glycol)
- 聚乙二醇(Polyethylene Glycols)
- 鄰苯二甲酸酯(Phthalates)
- EDTA
- 合成香料(Synthetic Fragrances)
- 動物衍生成分
- 甲醛釋出物質(Formaldehyde–releasing agents)
- BHT/BHA
- 環四矽氧烷(Cyclotetrasiloxanes)
- 苯甲苯甲酮–3(Benzophenone–3)
- 對苯二酚(Hydroquinone)
- 三氯生(Triclosan)
- 聚丙烯醯胺(Polyacrylamides)
- 乙醇胺(Ethanolamines)
- PFAS

　　消費者要小心的是，當所謂Clean Beauty產品避免使用低劑量具安全性的防腐劑時（例如Paraben, Formaldehyde–releasing agents），生產商便會趨向使其他不被標籤的防腐劑。歐洲和美國各地調查接觸性皮炎對常見防腐劑發病率的大規模研究表明，過敏性接觸性皮炎最常見的防腐劑成分是Isothiazolinones，包括Methylchloroisothi-azolinone 和 Methylisothiazolinone。而這些成份並非Clean Beauty提及到的由甲醛釋放出來的成份(Formaldehyde–releasing agents)。

　　Clean Beauty運動對對羥基苯甲酸酯(Paraben)和其他更安全的防腐劑的不容忍會產生意想不到的後果，例如令生產商使用更容易引起過敏性防腐劑，如上面提及的Methylisothiazolinone。另外上述亦提及，來自純天然成分的護膚品通常會含有精油及植物成份，亦有機會引起接觸性過敏性皮炎或光過敏等情況。

想查核Clean Beauty產品成份可以透過以下機構的網站多一些了解：

- 化妝品成分審查The Cosmetic Ingredient Review(CIR)

- Environmental Working Groups (EWG)

- The Campaign for Safe Cosmetics

- Clean at Sephora

02 受男士歡迎的醫美項目

皮膚類別

✦ 凹凸洞

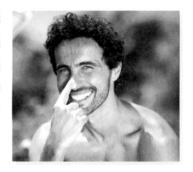

　　男士大多數不會要求皮膚太白，膚色曬得較深更顯男性化。亦不介意面有色斑或其他色素的小瑕疵。反而介意凹凸洞，亦普遍男士的凹凸洞問題較為嚴重，可能與青春期暗瘡病發率較高及較嚴重時才看醫生處理有關。凹凸洞指的是皮膚發炎後留下的萎縮性疤痕，在皮膚會造成塌陷，一般並不會自然消失。

　　凹凸洞可考慮分段激光(Fractional Laser)，或做微針治療(Microneedle therapy system)等。原理是先以幼細的激光束或微細的醫學用針以點陣式破壞表皮至真皮層，並透過自動的修復機制刺激皮下膠原蛋白增生，從而漸漸更生皮膚，撫平凹凸洞。傳統方法如手術磨皮、激光磨皮（非分段）、深層果酸換膚等則因需要較長復原等候，術後併發症亦較多，因而較少人接受。

✦ 川字紋、火車軌(皺紋、表情紋)

　　男士通常不介意面部有皺紋，尤其是魚尾紋，有些更認為是魅力的象徵。可是一些負面表情的皺紋，例如憤怒時出現的眉心紋（川字紋）、驚訝時的抬頭紋（前額火車軌），則除了顯老之外，亦會給人有負面、憤怒、不開心等印象。而男士亦通常較遲才會處理這些皺紋情況，有部份甚至已出現如疤痕般較深的靜態紋。以至他們在沒有表情時也給予他人憤怒的感覺。

　　皺紋可考慮肉毒桿菌素注射，可暫時性放鬆注射部份的表情肌肉，從而減少表情肌肉活動，並減少表情紋。當出現較深的紋路或者已出現靜態紋，並不能單靠注射

肉毒桿菌素來改善時，可以考慮填充性質的注射如細分子透明質酸、聚左旋乳酸、手術自體脂肪注射等等方法。其他如單極射頻、聚焦超聲波(HIFU)、激光、分段激光、紅外線儀等等，皆可不同程度地破壞皮膚及皮下組織，及後透過復原機制增生的膠原及彈性蛋白，以改善皺紋。

✦ 皮膚皺褶（法令紋、木偶紋）

除了皮膚衰老，皮下組織亦會跟隨變化及鬆弛。在缺乏軟組織的支撐及結締組織鬆弛下，中面部位亦會因而下垂，淚溝、眼袋現形；顴骨外露、眼尾下垂、法令紋及嘴邊垂肉浮現。男士亦不例外，面部鬆弛、皮膚出現皺褶，顯老之外亦顯疲態。

面部鬆弛問題可考慮高能量儀器，例如單極射頻儀（或坊間稱為「電波拉皮」）、聚焦超聲波儀(HIFU)、可溶線「埋線」拉提、「液態拉皮」聚左旋乳酸等處理方法。

✦ 雙下巴

不少上年紀的男士都有多少雙下巴的情況，使人看來較肥胖及老態。改善頦下脂肪，較為持久及認可有效的方法為手術抽脂。可是手術始終不是人人能接受，亦有相關風險，復原期則相對較長。

近年美國食物衛生局(FDA)批准了首個針對頦下脂肪的注射式治療，為改善雙下巴帶來了非手術性的治療方案。這注射式的治療是採用了去氧膽酸(Deoxycholic acid)的成份，由於這成份可以非選擇性地破壞細胞膜並引起細胞溶解，它可被注射於下巴下的多餘皮下脂肪部位，並減少脂肪厚度，從而改善雙下巴問題。

常見的副作用包括水腫、瘀青、疼痛、泛紅、麻木等，亦需要兩次至五次治療（每次相隔一個月或以上），才能達致理想效果。

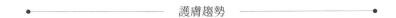
護膚趨勢

身體療程

✦ 肚腩、啤酒肚

肚腩、腰間（俗稱「CALL 機肉」）等都是常見有皮下脂肪積存的位置，如想改善皮下脂肪，可考慮一些認可安全有效的醫學儀器，如體外冷凍溶脂、體外聚焦超聲波溶脂等等；手術方法如抽脂手術亦為有效改善方法。

無創溶脂的方法，分別有熱能溶脂及冷凍溶脂，並都取得美國FDA認證。熱能溶脂是透過聚焦超聲波將皮下脂肪加熱至55度以上，從而直接用熱量破壞脂肪細胞，做到纖形效果。而冷凍溶脂，則是利用低溫將脂肪細胞啟動自然凋亡系統(Apopto-sis)。當贅肉部位接觸低溫至攝氏四度時，脂肪細胞內的三酸甘油脂便會結冰，從而引發脂肪細胞凋亡，而其他組織則相對未有影響。當接觸冷凍後數天至兩星期，發炎細胞啟發修復反應，並開始將凋亡的脂肪細胞吞噬，並隨血液及淋巴排出代謝。

有研究顯示，一次治療可令皮下脂肪厚度減少27%。而效果會在數星期至三個月後出現。冷凍溶脂常見副作用如治療部位紅腫、瘀青、感覺麻木或（少數）痛楚等，亦屬短暫情況，約持續數小時至數週不等。

*冷凍溶脂治療屬醫療程序，需要醫生評估是否適合並要留意相關風險

03 境外醫美治療的注意事項

隨著廉航機票越來越平,使旅遊成本下降。網路發達及社交平台的普及亦使境外的醫美機構能夠直接接觸本地消費者並進行推廣。不少人因為各種因素選擇境外醫美治療。那麼,他們需要注意什麼事項?

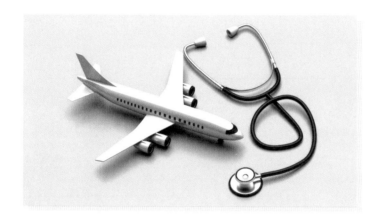

「醫美工作室」

醫美工作室在國內的網上社交平台尤其普遍。他們主要透過廉價、熱門的醫美服務去吸引年輕人的眼球。要注意,這些所謂的「工作室」,可能只在出租酒店、辦公室、甚至住所等地方提供治療。注射者亦可能不是醫生或者任何醫療人員。使用的藥物亦可能並非正貨,甚至是假藥。在沒有任何保障下,切勿貪小便宜,卻損失了健康。

「永久」透明質酸?

透明質酸是現在最常使用的注射式填充物,它可用於減淡皮膚皺摺、改善輪廓等用途。由於透明質酸可被人體代謝及分解,治療後效果屬暫時性,維持半年至一年

半不等。好處是代謝後沒有殘留物於體內，長遠不會有如其他永久填充劑可能引起的併發症。壞處是求美者如想像保持效果，需要定期注射，而且價錢一般並不便宜。而境外有些無良商人會以「永久透明質酸」作招徠，實則使用其他成分的永久填充劑(例如PAAG)。如有任何懷疑的話寧可拒絕接受，都不要被注射不知名的物質。

覆診安排

如在境外接受醫美手術，則要考慮傷口癒合拆線及覆診等安排。要不然回港後有併發症出現較難跟進。注射項目亦可能需要補針，就要再飛回治療地處理。

總括而言，由於醫美項目始終是醫療行為，必定具有相關副作用，並非「零風險」消費，選擇境外進行的話應要審慎考慮並安排治療後續事宜。

美，是有地域性的嗎？

接觸過為數不少內地的中國女性，在遠赴韓國接受了大小不同的整容手術後，不太滿意效果。原因大都不是出自醫生的技術上，而是兩地對於「美」的面龐有著不一樣的標準，加上言語溝通不良，產生誤會。

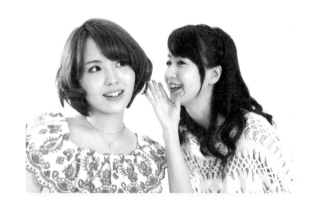

究竟「美」是否有地域性？經典的美學學說中，以黃金比例最廣為人們熟識及應用。而以黃金比例設計成的完美面譜(Phi mask)，更被視為整容手術的借鑒。可是完美的面，並不等於具吸引力的面，而這美麗的吸引力原來是會跟隨不同地域及人種而改變的。

韓國有學者做了一個有趣的研究，發現不同人種民族的具吸引力的面都有所不同。他們找來了一批不同人種的美女的照片（16位白種女明星、13位黑人女模特兒、14位日本、20位中國及10位韓國的女娛樂界名人），以順序混合的方式，各自人種／地域做了一張合成的美女照片。

學者發現，同樣位於亞洲的黃皮膚人種，日本人、中國人及韓國人的合成美女照片都大有不同。日本的美女面較長，雙眼角較向上（鳳眼），下巴則較尖而面頰飽滿多肉。中國的美女則面較纖瘦，顴骨較窄，下巴較兜。而韓國美女則有鵝蛋面形，稍闊的鼻子及圓大而有臥蠶的雙眼。

護膚趨勢

　　相比起來，白種美女則反而有較多男性特質，如高而突出的顴骨，寬闊有力的下顎和豐盈的咀唇；黑人美女則喜愛較窄的鼻的較小的上唇。由此可見，具吸引力的面會隨地域和人種而改變，建議求美者謹記前往外地求美時，要與醫生足夠溝通。

以上資訊屬參考性質，有疑問請諮詢專業人士

面有瑕疵，社交減分？

古代齊宣王的王后鍾無艷，雖然智慧與勇氣俱備，可卻流傳因面部有大塊紅色胎記而被後人稱為醜婦。不少情況下我們的面部皮膚都會出現大小不同的病變，例如先天性的胎記（紅色的如葡萄酒色斑、血管痣；啡黑色的如瘤、真皮痣、太田痣、咖啡斑等），和後天的皮膚病變（老人斑、角化症、皮膚癌等）和皮膚疤痕創傷等等。在這個重視外貌的世代，究竟我們的面上出現先天或後天的皮膚病變時，會否因面有瑕疵，而影響別人對自己的印象？

約翰•霍普金斯醫學院曾進行了一個有趣的研究，亦是首次有研究針對面部病變與社交談話的影響。他們邀請了一百二十位人士，請他們看一組面部有病變的面孔照片，和一組沒有面部瑕疵的面孔照片作出比較。當中有病變的面孔另外亦有手術切除整型前與後的照片。研究人員請受訪者根據照片上的面孔作出0–100的評分，分數越高代表受訪者假如與照片的真人談話時感到越自

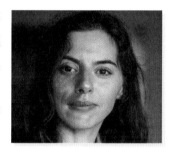

然舒服。研究人員發現，沒有面部瑕疵的一組照片得分最高，平均為85.02分。面部有病變的一組，得分確是較低，平均只有61.63分。而減分多少與皮膚病變的大小及位置有關，面積越大和位置越正中的病變得到的減分越多。

於手術切除病變後，受訪者平均給分有19.83的增加，而加分的多少同樣與病變面積大小及位置有關。對於一些面積較細較置中、較細而位置較為旁邊、及較大而同樣位置較旁的瑕疵，整型手術確能將評分拉近至正常水平。可是，對於一些較大而置中的病變側評分改善較少。個人推測，這可能和術後的疤痕較為明顯有關。研究人員結論，面有瑕疵，確實會令我們的社交減分，並影響一般社交場合交往的自然程度，社交形象受多方原因影響，除外在美外，內在美亦同樣重要。

*以上資訊只屬參考性質

護膚趨勢

06　高風險醫美儀器無人管?

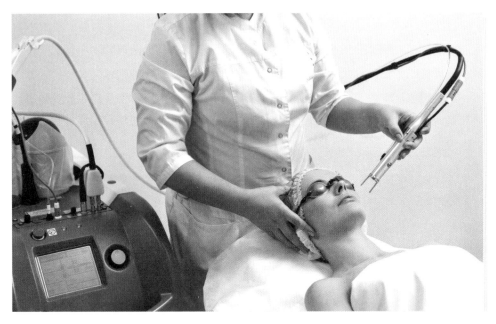

　　最近去了一個於本地舉行的國際美容展覽,參展商分別來自全球各地,有護膚、美髮、美甲產品、醫美儀器、美容儀器及包裝等。規模之大,令人目不暇給。當中令人「大開眼界」的,便屬醫美儀器區。所說的「大開眼界」並不是指科技先進,而是指生產商之多及質素差距之大。

　　以聚焦超聲波拉提儀HIFU(High Intensity Focused-Ultrasound)為例,利用這技術的醫美儀器,近年便如雨後春筍般發展迅速。而且由原廠美國研發技術,到韓國及中國的模仿版本,再到平價低能量袖珍版本,說的不過是幾年間的事。同一個名稱,能量輸出水平、穩定性、安全性皆可相差甚遠。由於HIFU可以無創方法改善鬆弛下垂的面頸輪廓,確是受不少愛美又怕打針開刀的消費者觀迎。可是,消費者從何得知這些醫美儀器的安全、效能和質素?

　　原來，香港現時並沒有法例規管醫療儀器的製造、進口、銷售及使用。而醫學美容儀器及美容儀器同樣不受任何規管。而且儀器於推出市場後，亦沒有正式的監察系統及醫療事故呈報系統。任何人不論有否醫學訓練、醫學知識、專業資格，都可以於香港自由從其他國家進口、購買、使用、轉賣醫美儀器而不受監管。

　　有人以為，風險較高、高能量、皮膚刺破性的，一定只能是擁有專業資格的醫護人員操作？那太天真了。既然儀器沒有規管註冊，那操作儀器的人亦未有任何限制。試想想現今儀器的發展越趨向高效量的同時，接受治療的風險亦會越高。使用不當而引致燙傷、色素沈著、疤痕、神經受損、皮膚潰爛等例子並不罕見。幸好，政府最近已就選定的醫療儀器（當中包括醫美儀器）的使用進行初步研究，期望政府可以盡快立法規管，以保障求美者的利益。

女醫生眼中的醫學美容

作者　　　　林薇醫生

版面設計　　Lavendel

出版　　　　星島出版有限公司

　　　　　　香港新界將軍澳工業邨駿昌街7號星島新聞集團大廈

營運總監　　梁子文

出版經理　　倪凱華

出版統籌　　何珊楠

電話　　　　(852) 2798 2579

電郵　　　　publication@singtao.com

發行　　　　泛華發行代理有限公司

電郵　　　　gccd@singtaonewscorp.com

出版日期　　2023年6月

定價　　　　港幣九十八元正

國際書號　　978-962-348-529-6

承印　　　　嘉昱有限公司